Degenerative Erkrankungen der Halswirbelsäule

Stefan Alexander König
Uwe Spetzger

Degenerative Erkrankungen der Halswirbelsäule

Therapeutisches Management im subaxialen Abschnitt

Mit 122 Abbildungen

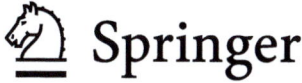

Dr. med. Stefan Alexander König
Klinikum Karlsruhe
Neurochirurgische Klinik
Karlsruhe
Deutschland

Prof. Dr. med. Uwe Spetzger
Klinikum Karlsruhe
Neurochirurgische Klinik
Karlsruhe
Deutschland

ISBN 978-3-662-43561-8   ISBN 978-3-662-43562-5 (eBook)
DOI 10.1007/978-3-662-43562-5

Die Deutsche Nationalbibliothek verzeichnet diese Publikation in der Deutschen Nationalbibliografie; detaillierte bibliografische Daten sind im Internet über http://dnb.d-nb.de abrufbar.

SpringerMedizin
© Springer-Verlag Berlin Heidelberg 2014
Dieses Werk ist urheberrechtlich geschützt. Die dadurch begründeten Rechte, insbesondere die der Übersetzung, des Nachdrucks, des Vortrags, der Entnahme von Abbildungen und Tabellen, der Funksendung, der Mikroverfilmung oder der Vervielfältigung auf anderen Wegen und der Speicherung in Datenverarbeitungsanlagen, bleiben, auch bei nur auszugsweiser Verwertung, vorbehalten. Eine Vervielfältigung dieses Werkes oder von Teilen dieses Werkes ist auch im Einzelfall nur in den Grenzen der gesetzlichen Bestimmungen des Urheberrechtsgesetzes der Bundesrepublik Deutschland vom 9. September 1965 in der jeweils geltenden Fassung zulässig. Sie ist grundsätzlich vergütungspflichtig. Zuwiderhandlungen unterliegen den Strafbestimmungen des Urheberrechtsgesetzes.

Produkthaftung: Für Angaben über Dosierungsanweisungen und Applikationsformen kann vom Verlag keine Gewähr übernommen werden. Derartige Angaben müssen vom jeweiligen Anwender im Einzelfall anhand anderer Literaturstellen auf ihre Richtigkeit überprüft werden.

Die Wiedergabe von Gebrauchsnamen, Warenbezeichnungen usw. in diesem Werk berechtigt auch ohne besondere Kennzeichnung nicht zu der Annahme, dass solche Namen im Sinne der Warenzeichen- und Markenschutzgesetzgebung als frei zu betrachten wären und daher von jedermann benutzt werden dürfen.

Planung: Dr. Fritz Kraemer, Heidelberg
Projektmanagement: Willi Bischoff, Heidelberg
Lektorat: Dr. Irène Leubner, Staines-upon-Thames, UK
Projektkoordination: Eva Schoeler, Heidelberg
Umschlaggestaltung: deblik Berlin
Fotonachweis Umschlag: © Dr. Alexander König, Karlsruhe
Porträtfoto Prof. Dr. Spetzger auf der Umschlagrückseite: Christian Ernst, Karlsruhe
Herstellung: Crest Premedia Solutions (P) Ltd., Pune, India

Gedruckt auf säurefreiem und chlorfrei gebleichtem Papier

Springer Medizin ist Teil der Fachverlagsgruppe Springer Science+Business Media
www.springer.com

Geleitwort

Das Buch von König und Spetzger ist ein modernes und praktisches Kompendium sowohl für den Erfahrenen als auch für Einsteiger in der chirurgischen Behandlung von Patienten mit degenerativer Halswirbelsäulenerkrankung. Die Kapitel über anatomische und physiologische Grundlagen sowie die Indikationsstellung richten sich eher an den noch in der Ausbildung stehenden Kollegen. Die Abschnitte über chirurgische Zugangswege, biomechanische Aspekte der Implantatwahl und der Operationstechnik sind für den Fortgeschrittenen von Interesse.

Wie bei einem guten Kochbuch sind die einzelnen operativen Teilschritte schrittweise und durch perfekte intraoperative Fotografien dargestellt. Es werden verschiedene mikrochirurgische Techniken gezeigt und wichtige praktische Tipps bei den unterschiedlichen verwendeten Implantaten gegeben. Die konsekutive und klare bildliche Darstellung der jeweiligen Operationen vermittelt dem Leser eine gut nachvollziehbare Operationsstrategie. Hieraus resultiert eine didaktisch wertvolle und sehr praxisorientierte Operationslehre.

Mittlerweile ist der Markt an Implantaten für die operative Versorgung der HWS kaum noch überschaubar und wächst stetig weiter. Aufgrund ihrer operativen Erfahrung, die in diesem Buch weitervermittelt wird, versuchen die beiden Autoren auch bei der Auswahl eines Implantates eine gewisse Hilfestellung zu leisten, insbesondere unter Berücksichtigung biomechanischer, strategischer und sicherheitstechnischer Aspekte.

Das Buch ist ein Must-have für jeden Wirbelsäulenchirurgen, der Patienten mit degenerativen Halswirbelsäulenerkrankungen behandelt.

Prof. Dr. Volker K. H. Sonntag, Phoenix, Arizona, Vereinigte Staaten von Amerika

Vorwort

Die hohe Praxisrelevanz sowie die gut verständliche und reich bebilderte Darstellung unseres Buches soll Ärzten und Therapeuten in der konservativen und vor allem operativen Behandlung degenerativer Erkrankungen der Halswirbelsäule eine Hilfe für die tägliche klinische Praxis sein.

Für Einsteiger sind insbesondere die Kapitel über Grundlagen und Indikationsstellung zur operativen Behandlung gedacht. Für Fortgeschrittene sind sicherlich die Abschnitte über unterschiedliche Zugangswege, Implantatauswahl und Operationstechniken am interessantesten.

Gerade die stetig wachsende Anzahl und die Vielfalt an Implantaten zum Bandscheiben- und Wirbelkörperersatz stellt den wirbelsäulenchirurgisch tätigen Arzt vor große Herausforderungen, da einerseits der medizinische Nutzen für den Patienten im Vordergrund steht, andererseits aber auch der Kostenaspekt und die Wirtschaftlichkeit berücksichtigt werden müssen. Wir möchten in diesem Buch eine Entscheidungshilfe für die Indikationsstellung und auch die Implantatwahl geben, auf der Basis aktueller wissenschaftlicher Erkenntnisse und eigener Erfahrungen. Dabei ist unser Ziel, dies möglichst praxisnah mit vielen Bildern, gleichzeitig systematisch und übersichtlich darzustellen.

Für die stetige und jederzeit prompte Beratung bedanken wir uns ausdrücklich bei Herrn Dr. Fritz Kraemer vom Springer-Verlag. Des Weiteren gilt unser Dank Frau Dr. Irène Leubner-Metzger für die detaillierte Überarbeitung unseres Manuskripts.

Besonders danken wir unseren Familien für ihr Verständnis und die ausdauernde Unterstützung bei der phasenweise sehr zeitaufwändigen Arbeit an unserem Buch.

Stefan Alexander König und Uwe Spetzger
Karlsruhe im Juni 2014

Inhaltsverzeichnis

1	**Einleitung**	1
1.1	Hintergrund	2
1.2	Geschichte der Diagnostik und Therapie des zervikalen Diskusprolaps	3
	Literatur	5
2	**Anatomische Aspekte**	7
2.1	Dimensionen	8
2.2	Wirbelkörper, Bandscheibe und Hakenfortsatz	8
2.3	Wirbelbögen und Facettengelenke	9
2.4	Halsmuskulatur	10
2.5	Topographische Anatomie	13
	Literatur	17
3	**Biomechanische Aspekte**	19
3.1	Beweglichkeit der Halswirbelsäule	20
3.2	Das Bewegungssegment und seine Funktion	20
3.3	Übernahme von Lasten durch die Wirbelsäule	21
3.4	Instabilität	22
3.5	Biomechanische Untersuchungsmethoden	23
	Literatur	24
4	**Präoperative Diagnostik und Indikationsstellung**	25
4.1	Anamnese und klinische Untersuchung	26
4.2	Bildgebung	29
4.3	Elektrophysiologie	37
	Literatur	38
5	**Konservative Therapie**	39
5.1	Allgemeines	40
5.2	Schmerztherapie	40
5.3	Physiotherapie	42
5.4	Psychotherapie	45
	Literatur	46
6	**Auswahl des operativen Zugangsweges**	47
6.1	Anteriorer Zugang	48
6.2	Posteriorer Zugang	49
6.3	Kombinierter Zugang	50
	Literatur	52
7	**Auswahl des Implantats**	53
7.1	Diskusersatz	54
7.2	Wirbelkörperersatz und ventrale Plattenosteosynthese	69
7.3	Dorsale Spondylodese	77
7.4	Open-Door-Laminoplastie	80
	Literatur	81

8	**Operationstechnik**	85
8.1	Diskektomie und Diskusersatz	86
8.2	Korpektomie und ventrale Plattenosteosynthese	98
8.3	Laminektomie und dorsale Fusion	104
8.4	Open-Door-Laminoplastie, Laminotomie, Foraminotomie und Modifikationen	106
8.5	Kombinierter Zugang	111
	Literatur	117
9	**Beratung und Aufklärung des Patienten**	119
9.1	Outcome und Risiken des Eingriffs	120
	Literatur	122
10	**Implantatsicherheit und Komplikationsmanagement**	125
10.1	Implantatdislokation	126
10.2	Implantatbruch	126
10.3	Implantatsinterung und heterotope Ossifikation	128
10.4	Implantatsicherheit	130
10.5	Produkthaft	131
10.6	Duraleck und Liquorrhoe	131
10.7	Vaskuläre Komplikationen	131
10.8	Verletzung von Ösophagus und Trachea	134
	Literatur	134
11	**Zukunft der zervikalen Wirbelsäulenchirurgie**	135
11.1	Individualisierte Implantate	136
11.2	Benefit von Diskusprothesen	137
11.3	Autologe Chondrozytentransplantation als Bandscheibenersatz	137
11.4	Augmentierte Schrauben bei Osteosynthesen	137
	Literatur	139
	Stichwortverzeichnis	141

Einleitung

1.1 Hintergrund – 2

1.2 Geschichte der Diagnostik und Therapie des zervikalen Diskusprolaps – 3

Literatur – 5

Der aktuelle Trend in der zervikalen Wirbelsäulenchirurgie ist geprägt von der stetigen Optimierung von intervertebralen Cages und Bandscheibenprothesen. Letztere sind in den 1990er Jahren basierend auf den Erfahrungen mit lumbalen Prothesen entwickelt worden. Lag der Focus zunächst auf verschiedenen Designs mit Grund- und Deckplatten aus Metall (i. d. R Titan) und einem dazwischenliegenden Kunststoffkern, vollzieht sich aktuell eine Entwicklung hin zu Monoblockprothesen aus elastischen Kunststoffen. Inwieweit hierbei eine Annäherung an physiologische Bedingungen in Form und Funktion sowie eine sichere Verankerung im Knochen gelingt, ist derzeit noch offen.

1.1 Hintergrund

In den letzten Jahren hat die Anzahl operativer Eingriffe bei degenerativer Erkrankung der Halswirbelsäule stetig zugenommen. Dies wird sowohl auf die gestiegene Lebenserwartung der Bevölkerung als auch auf die verbesserten diagnostischen und operativen Optionen zurückgeführt.

Darüber hinaus hat die Zahl der verfügbaren Implantate zur Interposition in den Zwischenwirbelraum nach Entfernung eines erkrankten zervikalen Diskus exponentiell zugenommen. Dies bezieht sich sowohl auf dynamische Implantate (Bandscheibenprothesen) als auch auf nichtdynamische Implantate (i. d. R. sog. Cages). Aufgrund der teilweise recht kurzen Zeitspanne seit Markteinführung ist eine Reihe von Implantaten nur anhand kleiner Populationen bzw. kurzer Nachuntersuchungsperioden evaluiert. Des Weiteren gibt es derzeit noch relativ wenige Publikationen mit klinischem und radiologischem Vergleich von Fällen mit Fusion versus Bandscheibenprothese. Bezüglich der Wahl eines bestimmten Implantats werden von den Operateuren jeweils recht unterschiedliche Auswahlalgorithmen angewendet. Das heißt, der Entscheidungsprozess ist sehr abhängig vom einzelnen Operateur, obwohl generell grundsätzliche Faktoren wie Lebensalter des Patienten, Beweglichkeit des betroffenen Bewegungssegments, Beweglichkeit der Nachbarsegmente, Anzahl der betroffenen Segmente etc. Berücksichtigung finden.

Ähnliches gilt für den Wirbelkörperersatz an der Halswirbelsäule bei lang gestreckten, konfluenten Spinalkanalstenosen. Hier ist die Interposition von Beckenkammknochen der Goldstandard, darüber hinaus sind Implantate aus Polyetheretherketon (PEEK) und Titan erhältlich. Die Verwendung eines bestimmten Materials unterscheidet sich analog zum Diskusersatz von Klinik zu Klinik.

Des Weiteren bevorzugen verschiedene Wirbelsäulenchirurgen unterschiedliche Zugänge und Instrumentierungen an der Halswirbelsäule (anterior, posterior, kombiniert) bei vorhandener oder zu erwartender segmentaler Instabilität.

Ziel des vorliegendes Buches ist es, die Strategie der Auswahl des operativen Zugangsweges und des Implantats zum Diskus- bzw. Wirbelkörperersatz basierend auf der Erfahrung der Autoren sowie auf neueren biomechanischen und klinischen Studien zu erläutern.

1.2 Geschichte der Diagnostik und Therapie des zervikalen Diskusprolaps

Der ätiologische Zusammenhang zwischen Diskusdegeneration und Spondylosis deformans wurde erstmalig von Wenzel (1824) beschrieben. Eine zervikale Spondylose wurde von Braun (1875) als Ursache radikulärer Symptome identifiziert. Anfang des 20. Jahrhunderts wurde der Diskusprolaps als eine mögliche Ursache von Paraparesen, also von myelopathischen Symptomen, erkannt (Hawk 1936). Küttner war wohl Ende der 1920er Jahre der erste Operateur, der einen zervikalen Diskusprolaps entfernte, welcher eine Nervenwurzelkompression verursachte (Frykholm 1969). In den 1930er und 1940er Jahren wurde dann in zahlreichen Publikationen über die klinische Bedeutung diskogener Nervenwurzel- und Rückenmarkkompression berichtet. Zu jener Zeit wurden die Bandscheibenvorfälle über eine Laminektomie oder Hemilaminektomie exstirpiert. Da hierdurch keine ausreichende Dekompression der Radix im Foramen intervertebrale erreicht wurde, entwickelten sowohl Scoville (1946) als auch Frykholm (1947) Methoden zur intraforaminalen Dekompression der Nervenwurzel mittels Kugelfräse. Trotz verschiedener Modifikationen der dorsalen Operationsmethoden war eine suffiziente Behandlung medialer Retrospondylophyten oder Bandscheibenvorfälle nicht in befriedigender Weise zu erreichen. Daher etablierte Cloward (1958) eine alternative Methode über einen ventralen Zugang. Nach Bandscheibenexstirpation von ventral erfolgt dabei eine interkorporelle Spondylodese mit einem zylindrischen Beckenkammspan. Robinson u. Smith (1958) stellten eine ähnliche Methode vor, die allerdings ein rechteckiges autologes Knochentransplantat verwendet. Um lokale Spankomplikationen zu vermeiden, wurde in den 1980er Jahren die zusätzliche ventrale Plattenosteosynthese etabliert (Caspar 1989).

Wegen der Morbidität an der Entnahmestelle des Beckenkammspans wurde von Grote (1967) Polymethylmethacrylat (PMMA) als Alternative zum Knochentransplantat vorgestellt. PMMA findet auch heute noch an einer Reihe von Kliniken seine Anwendung, allerdings werden von Kritikern des Verfahrens eine höhere Pseudarthroserate und Probleme durch die Hitzeentwicklung bei der Polymerisation angeführt. Aus diesem Grund wurden intervertebrale Cages als Platzhalter entwickelt, welche sich als Standardmethode weltweit etabliert haben. In der Regel haben diese Cages eine zentrale Öffnung, die eine knöcherne Durchbauung bzw. das Auffüllen mit osteoinduktivem Material ermöglicht. Die Idee für die Verwendung von intervertebralen Cages stammt aus der Veterinärmedizin (DeBowes 1984; Bagby 1988), da sich hier eine Indikation zur zervikalen Fusion beim equinen Wobbler-Syndrom ergab. Hierbei handelt es sich um ein veterinärmedizinisches Krankheitsbild mit Gangataxie aufgrund einer spondylosebedingten Myelopathie.

Ab den 1990er Jahren fanden dann Cages zunehmend breite Anwendung bei der zervikalen Fusion. Als Materialen werden Titan, Carbon oder Polyetheretherketon (PEEK) eingesetzt. Bei Titan-Cages kann durch entsprechende Herstellung eine Oberflächenvergrößerung erreicht werden, die zu einer besseren Osseointegration führt. Allerdings scheinen sie gegenüber PEEK-Cages sowohl im Beibehalten der intervertebralen Höhe und des Lordosewinkels als auch im klinischen Outcome schlechter abzuschneiden (Chen 2013). Der Hauptnachteil von Titan-Cages sind jedoch die massiven Artefakte bei der MR-Bildgebung. Die relativ uneingeschränkte MR-Beurteilung ist einer der entscheidenden Vorteile des PEEK-Cages.

Durch die Weiterentwicklung der operativen Behandlung des zervikalen Diskusprolaps, mit einer schonenden, in der Regel mikrochirurgischen Dekompression der Nervenwurzel und/oder des Rückenmarkes, wird in den allermeisten Fällen eine sehr gute Schmerzlinderung und neurologische Erholung erreicht. Nachdem die operativen Ergebnisse sich dadurch ständig verbesserten, geriet zunehmend der Bewegungserhalt an der Halswirbelsäule in den Fokus der Forschung und Entwicklung. Eines der zentralen Argumente für den Bewegungserhalt in einem dekomprimierten Segment ist, eine überdurchschnittliche Degeneration in den Nachbarsegmenten zu vermeiden. Dies wird durch den Erhalt eines möglichst physiologischen Bewegungsablaufs angestrebt (Le 2004).

Anfang der 1980er Jahre begann die Entwicklung der Bandscheibenprothesen, zunächst für den Einsatz an der Lendenwirbelsäule. Die größte Verbreitung fand die lumbale SB-Charité-Prothese (Büttner-Janz 1989), die auch im Jahr 2004 als Erste eine Zulassung der amerikanischen FDA (Food and Drug Administration) erhielt.

Neben der stetigen Weiterentwicklung der Implantate verringerte sich die Invasivität und Morbidität der zervikalen Bandscheibenoperation durch die Einführung des Operationsmikroskops in den 1980er Jahren.

Mit dem zunehmenden Behandlungserfolg durch lumbale Prothesen begann man in den 1990er Jahren mit der Entwicklung von zervikalen Implantaten. Frühe Modelle, wie das Cummins-Bristol-Artificial Cervical Joint oder die Frenchay Cervical Disc (später als Prestige bezeichnet), besaßen ein Metall-auf-Metall-Design und wurden noch mittels Schrauben in den Wirbelkörpern fixiert. Es konnte zwar ein Bewegungserhalt erzielt werden, allerdings wurde eine Reihe von Schraubendislokationen und -brüchen beobachtet (Le et al. 2004). Ende der 1990er Jahre wurde die Bryan Disc vorgestellt, die erstmals ein Metall-auf-Kunststoff-Design besaß, bei welchem sich zwischen zwei Titan-Komponenten ein Polyurethan-Kern befand. Für die Bryan Disc wurden in prospektiven Studien gute klinische Ergebnisse und ein adäquater Bewegungserhalt dokumentiert (Bryan 2002). Allerdings war für die Implantation der Bryan Disc ein sehr aufwändiges Instrumentarium erforderlich und der durch das Anpassen des Bandscheibenfaches mittels Fräse entstandene Knochenabrieb begünstigte eine heterotope Ossifikation.

Nach dem Erfolg der lumbalen Prothese ProDisc-L folgte die Entwicklung der zervikalen ProDisc-C. Diese besteht aus zwei Metall-Polyethylen-Komponenten, die zusammen ein Ball-in-socket-Design bilden. Kritiker dieses Designs verweisen darauf, dass dieses nicht der physiologischen Bewegung der HWS mit ihrem veränderlichen Center of Rotation (Rotationszentrum) entspricht, welches sich insbesondere bei Flexion/Extension und Seitwärtsneigung in Form einer Translationsbewegung verlagert. Diesem Bewegungsmuster sollen neuere Designs mit locker gegeneinander verschiebbaren Komponenten (MobiC-Prothese) oder Kunststoffnachbildungen von Nukleus und Anulus (M6C-Prothese) gerecht werden. Des Weiteren ergab sich bei der ProDisc-C-Prothese ein potenziell erhöhtes Operationsrisiko, da für die Kiele an Grund- und Deckplatte entsprechende Rinnen in die Wirbelkörper eingeschlagen werden mussten.

Die neueste Generation von zervikalen Diskusprothesen sind Monoblockimplantate, wie z. B. Cadisc-C oder Freedom Cervical Disc. Allerdings fehlen für diese Prothesen prospektive multizentrische Evaluierungen mit größeren Patientenzahlen. Ein wichtiger Aspekt beim Langzeitverlauf dieser recht teuren Prothesen wird die Rate von Patienten mit heterotoper Ossifikation bzw. knöcherner Überbauung und damit einhergehendem Funktionsverlust sein. Wenn letztlich Langzeitergebnisse für die verschiedenen Prothesendesigns vorliegen, wird sich sehr wahrscheinlich die gegenwärtige Fülle von Implantaten deutlich reduzieren.

Literatur

Bagby GW (1988) Arthrodesis by the distraction-compression method using a stainless steel implant. Orthopedics 11(6):931–934

Braun J (1875) Klinische und anatomische Beiträge zur Kenntnis der Spondylitis deformans als einer der häufigsten Ursachen mannigfacher Neurosen, namentlich der Spinalirritation. Carl Rümpler, Hannover

Bryan VE Jr (2002) Cervical motion segment replacement. Eur Spine J Suppl 2:S92–97

Büttner-Janz K, Schellnack K, Zippel H (1989) Biomechanics of the SB Charité lumbar intervertebral disc endoprosthesis. Int Orthop 13(3):173–176

Caspar W, Barbier DD, Klara PM (1989) Anterior cervical fusion and Caspar plate stabilisation for cervical trauma. Neurosurgery 25:491–502

Chen Y, Wang X, Lu X et al. (2013) Comparison of titanium and polyetheretherketone (PEEK) cages in the surgical treatment of multilevel cervical spondylotic myelopathy: a prospective, randomized, control study with over 7-year follow-up. Eur Spine J 22(7):1539–46

Cloward RB (1958) The anterior approach for removal of ruptured cervical disks. J Neurosurg 15(6):602–617

DeBowes RM, Grant BD, Bagby GW et al. (1984) Cervical vertebral interbody fusion in the horse: a comparative study of bovine xenografts and autografts supported by stainless steel baskets. Am J Vet Res 45(1):191–199

Frykholm R (1947) Deformities of dural pouches and strictures of dural sheaths in the cervical regionproducing nerve-root compression. A contribution to the etiology and operative treatment of brachial neuralgia. J Neurosurg 4:403–413

Frykholm R (1969) Die cervicalen Bandscheibenschäden. In: Olivecrona H, Tönnis W (Hrsg.) Handbuch der Neurochirurgie. Siebenter Band/Erster Teil. Springer, Berlin York

Grote W, Röttgen P (1967) Die ventrale Fusion bei der zervikalen Osteochondrose und ihre Behandlungsergebnisse. Acta Neurochir 16:218–240

Hawk WA (1936) Spinal compression caused by ecchochondrosis of the intravertebral fibrocartilage: with a review of the recent literature. Brain 59:202–224

Le H, Thongtrangan I, Kim DH (2004) Historical review of cervical arthroplasty. Neurosurg Focus 17(3):E1

Robinson RA, Smith GW (1958) The treatment of certain cervical spine disorders by anterior removal of the intervertebral disc and interbody fusion. J Bone Joint Surg Am 40-A(3):607–624

Scoville WB (1946) Contribution to discussion about ruptured cervical discs. Arch Neurol Psychiat 56:722–723

Wenzel C (1824) Über die Krankheiten am Rückgrathe. W. L. Wesche, Bamberg

Anatomische Aspekte

2.1 Dimensionen – 8

2.2 Wirbelkörper, Bandscheibe und Hakenfortsatz – 8

2.3 Wirbelbögen und Facettengelenke – 9

2.4 Halsmuskulatur – 10
2.4.1 Ventral – 10
2.4.2 Dorsal – 12

2.5 Topographische Anatomie – 13
2.5.1 Anteriorer Zugang – 13
2.5.2 Posteriorer Zugang – 15

Literatur – 17

Die Halswirbelsäule nimmt aufgrund ihrer filigranen Dimensionen und ihrer Beziehungen zu zahlreichen neurovaskulären Strukturen eine Sonderstellung innerhalb der Wirbelsäulenchirurgie ein. Kenntnisse der Dimensionen von Wirbeln und Bandscheiben sind essentielle Voraussetzung für operative Eingriffe mit Implantation von Cages, Prothesen oder Wirbelkörperersatz. Topographisch-anatomische Beziehungen haben große Bedeutung für den jeweiligen operativen Zugangsweg.

2.1 Dimensionen

Die Halswirbelsäule ist der beweglichste und filigranste Abschnitt der menschlichen Wirbelsäule. Sie ist von zahlreichen neurovaskulären Strukturen umgeben: Arteriae vertebrales, Karotiden, Radizes des Rückenmarkes, prävertebrale Ganglien. Einen Überblick sowohl über die Dimensionen der 7 Halswirbel als auch die mittleren Höhen der zervikalen Bandscheiben gibt ◘ Abb. 2.1 (Lang 1991).

2.2 Wirbelkörper, Bandscheibe und Hakenfortsatz

Die Halswirbel 3 bis 7 haben die für die HWS typische Form (◘ Abb. 2.2). Die Halswirbel 1 und 2 (Atlas und Axis) nehmen morphologisch und funktionell eine Sonderstellung ein, da sie sehr bedeutsam für die Bewegung des Kopfes sind. Die Kondylen der Squama occipitalis bilden mit den kranialen Gelenkflächen des Atlas das obere Kopfgelenk (C0/C1), welches einen großen Bewegungsumfang für Flexion/Extension besitzt. Atlas und Axis bilden das untere Kopfgelenk (C1/C2), welches ein hohes Maß an Rotationsfähigkeit aufweist. Das Bewegungssegment zwischen Axis und 3. Halswirbelkörper (C2/C3) realisiert einen großen Teil der zervikalen Lateralflexion. Die subaxiale HWS vom 3. bis zum 7. Halswirbel weist eine weitgehende morphologische Homogenität auf. Dies spiegelt sich auch in einem vergleichbaren Bewegungsumfang der Bewegungssegmente C3/4 bis C6/7 wider (► Tab. 3.1).

Eine morphologische Besonderheit der HWS stellt der Hakenfortsatz oder Processus uncinatus (◘ Abb. 2.3) dar, welcher sich an den kranialen lateralen Abschnitten der Wirbelkörper befindet. Er limitiert Rotationsbewegungen und trägt bei der Seitwärtsneigung zur Beibehaltung der Integrität des Neuroforamens bei (Tubbs 2012). Die oberen Processus uncinati sind rein seitlich, die unteren mehr dorsal orientiert (Lang 1991).

Die Bandscheiben (Disci intervertebrales) füllen als verformbare Einheiten die Zwischenwirbelräume aus. Bewegungen von Wirbeln gegeneinander basieren auf einem Zusammenspiel von Disci intervertebrales und den Articulationes intervertebrales (vgl. ► Abschn. 2.3). Die Bandscheiben gewährleisten die Elastizität der Wirbelsäule und

2.3 · Wirbelbögen und Facettengelenke

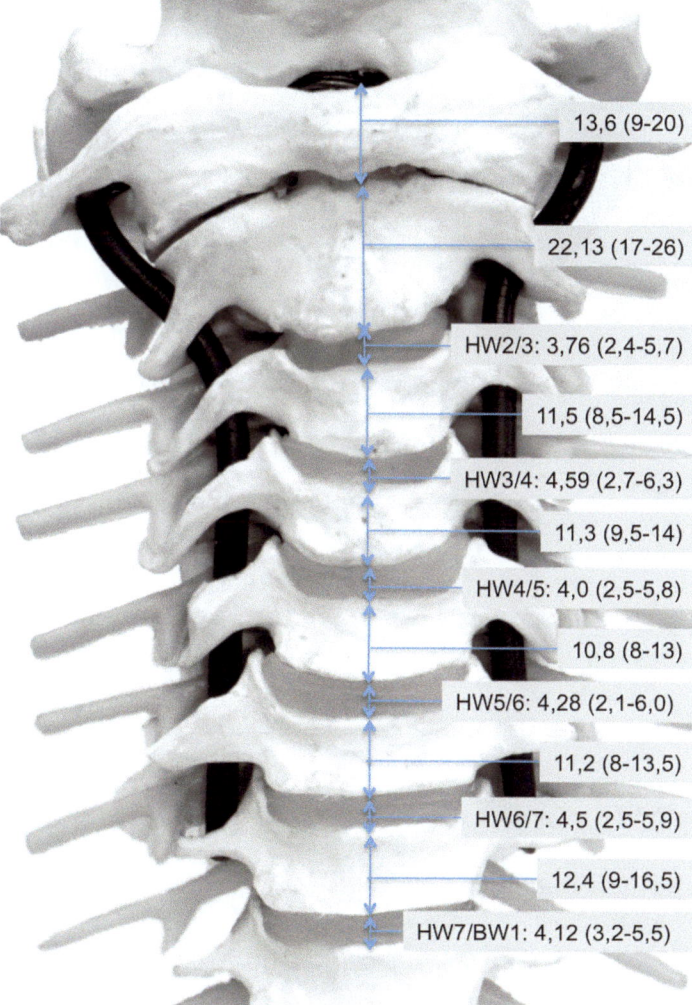

Abb. 2.1 Mittlere Wirbel- und Diskushöhen an der Halswirbelsäule

fungieren als Stoßdämpfer (Lang 1991). Der Faserring (Anulus fibrosus) der Bandscheibe umschließt den Gallertkern (Nucleus pulposus) und besteht zu 90% aus kollagenen sowie zu 10% aus elastischen Fasern (Abb. 2.2; Lang 1991).

2.3 Wirbelbögen und Facettengelenke

Die Wirbelbögen bilden gemeinsam mit den segmentalen Ligamenta flava die dorsale Begrenzung des Spinalkanals und schützen somit das Myelon. Die Articulationes zygapophyseales werden im klinischen Sprachgebrauch als Facettengelenke bezeichnet und sind ein synoviales Gelenk zwischen Processus articularis superior des einen

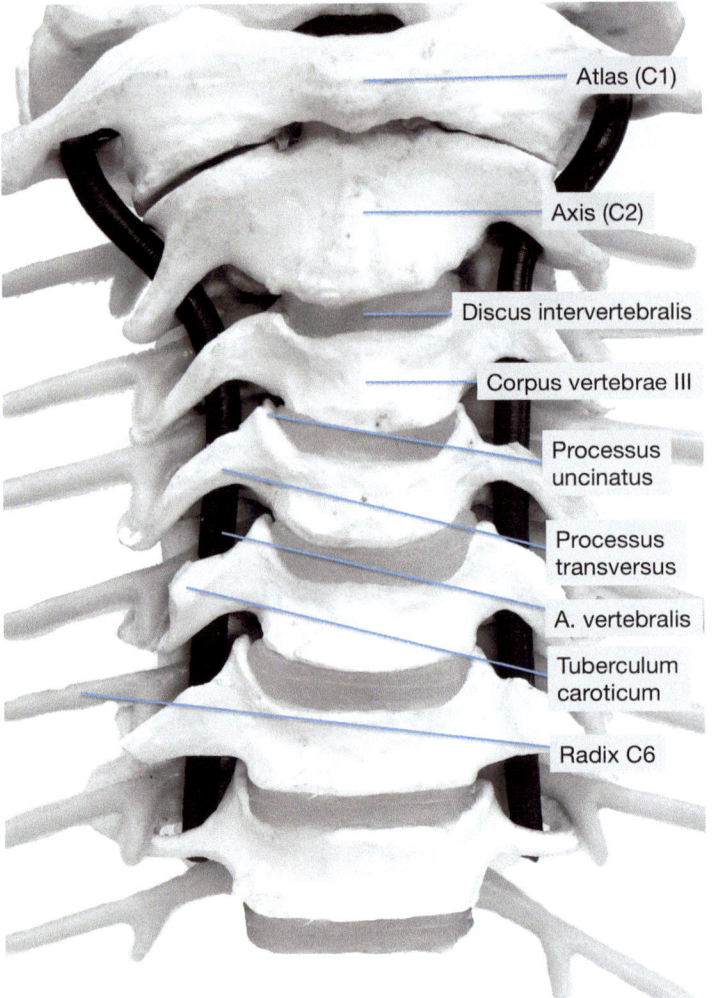

Abb. 2.2 Anatomie der HWS, Ansicht von ventral mit den wichtigsten anatomischen Strukturen

Wirbels und Processus articularis inferior des darüberliegenden Wirbels (Abb. 2.3). Die Funktion jedes Facettengelenkpaares besteht darin, die Bewegungen eines Segments zu führen und zu limitieren (Frykholm 1969; Milne 1993).

2.4 Halsmuskulatur

2.4.1 Ventral

Die oberflächliche Schicht an der Ventralseite des Halses bildet das Platysma, welches durch den N. facialis innerviert und der mimischen Muskulatur zugeordnet wird.

2.4 · Halsmuskulatur

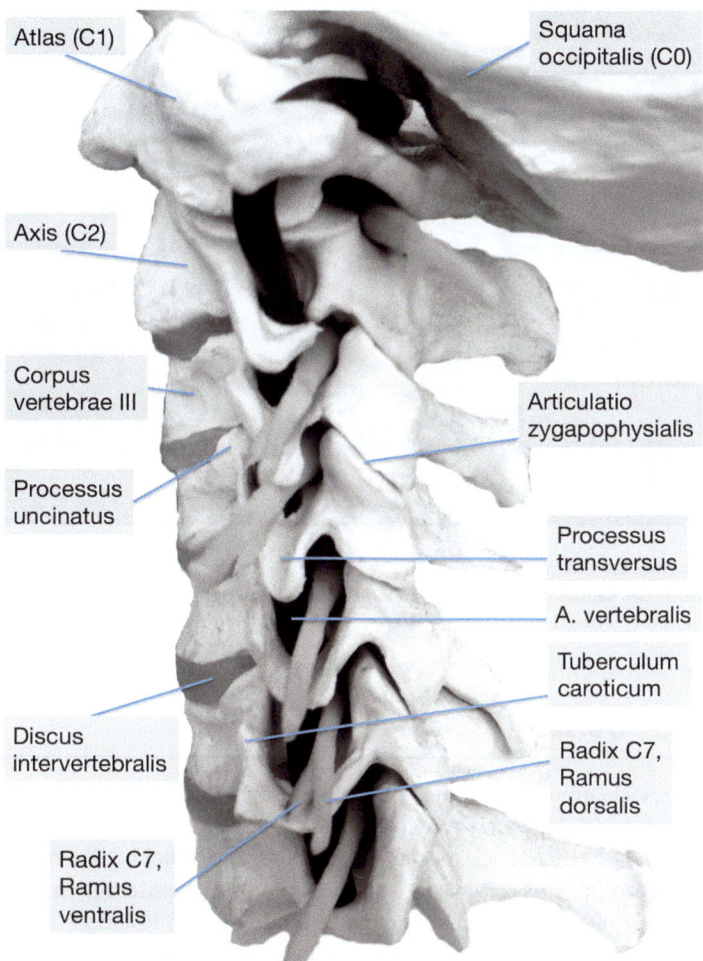

◘ **Abb. 2.3** Anatomie der HWS, Ansicht von lateral

Darunter findet sich bilateral der M. sternocleidomastoideus, der durch einseitige Innervation den Kopf rotiert. Bei bilateraler Innervation hebt er den Kopf und zieht in etwas nach vorn bei gleichzeitiger Reklination der kranialen HWS (◘ Abb. 2.4).

Beim anterolateralen Standardzugang zur HWS wird der M. omohyoideus medialisiert, dieser spannt die Fascia cervicalis an. Die Mm. scaleni anterior, medius und posterior liegen seitlich an der HWS, beugen diese nach lateral und heben die 1. Rippe bei Inspiration.

Die tiefste Muskelschicht an der Ventralseite der HWS besteht aus folgenden Muskeln: M. rectus capitis anterior, M. longus capitis und M. longus colli. Alle drei Muskeln beugen den Kopf nach vorn und können eine ipsilaterale Rotation bewirken.

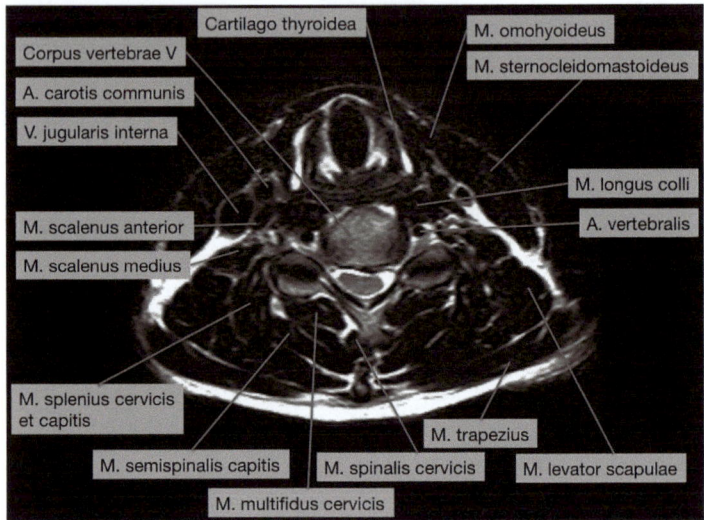

Abb. 2.4 Magnetresonanztomographischer Axialschnitt (T2-Wichtung) in Höhe des kaudalen Anteils des 5. Halswirbels mit Darstellung relevanter paravertebraler Muskeln

2.4.2 Dorsal

Die Nackenmuskulatur wird vom M trapezius bedeckt. Er hat vielfältige Auswirkungen auf Schultergürtel und Arme, an der Wirbelsäule bewirkt er eine Abflachung der Brustkyphose. Darunter befinden sich die Mm. splenius cervicis und splenius capitis. Bei einseitiger Innervation führen sie zu Lateralflexion und ipsilateralen Rotation. Beidseitige Innervation bewirkt eine Reklination der HWS. Eine identische Funktion weisen die tiefer liegenden Mm. semispinalis capitis und cervicis sowie die lateral liegenden Mm. longissimi capitis und cervicis auf.

An den Spitzen der Dornfortsätze befinden sich die Mm. spinalis capitis und cervicis, die bei einseitiger Innervation zu einer Lateralflexion und bei beidseitiger Innervation zu einer Reklination führen.

Wie an der Brust- und Lendenwirbelsäule existieren an der HWS ebenfalls Mm. multifidi, die bei einseitiger Innervation den Kopf nach kontralateral rotieren. Beiderseitige Innervation bewirkt eine Reklination (Abb. 2.4).

Das Feintuning der Kopfbewegung wird durch kleine tief liegende Muskeln zwischen den Segmenten C0/C1 und C2/C3 realisiert: Mm. rectus capitis major und minor (Strecker), Mm. obliquus capitis superior und inferior (Seitwärtsbeuger und Strecker), M. rectus capitis lateralis (Seitwärtsbeuger).

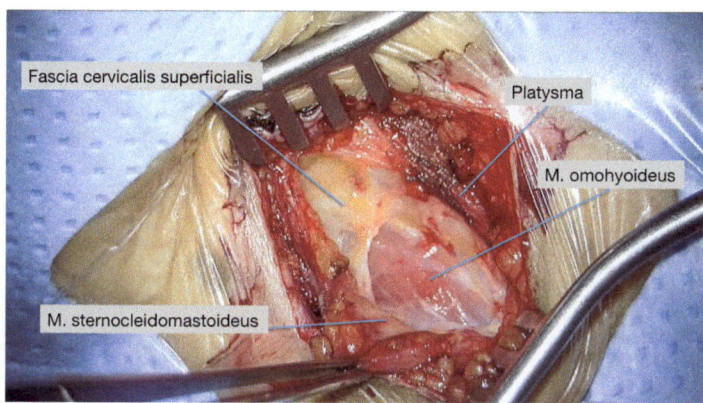

Abb. 2.5 Anatomie im OP-Situs nach Hautinzision und Durchtrennnen des Platysma

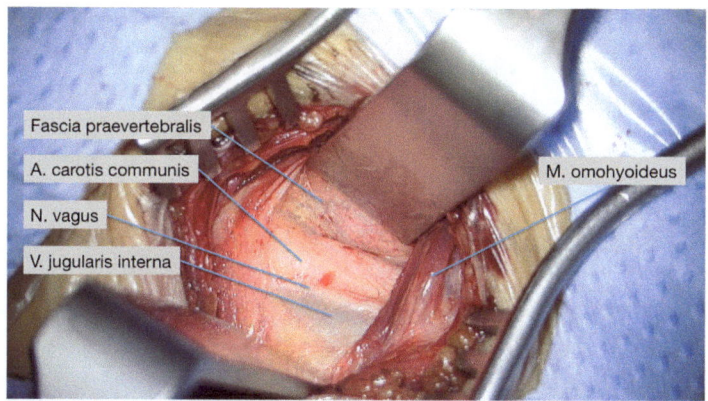

Abb. 2.6 Lage des Gefäß-Nerven-Bündels des Halses nach Medialisieren der geraden Halsmuskulatur

Bis auf den M. trapezius zählen alle genannten Muskeln zur autochthonen Rückenmuskulatur.

2.5 Topographische Anatomie

2.5.1 Anteriorer Zugang

Die überwiegende Mehrzahl der Fälle mit zervikalen Bandscheibenvorfällen oder Spinalkanalstenose wird über einen anterolateralen Standardzugang operativ angegangen (▶ Abschn. 7.1). Die wichtigsten anatomischen Strukturen im OP-Situs während der einzelnen Schritte der Operation zeigen die ▫ Abb. 2.5, ▫ Abb. 2.6, ▫ Abb. 2.7, ▫ Abb. 2.8, ▫ Abb. 2.9.

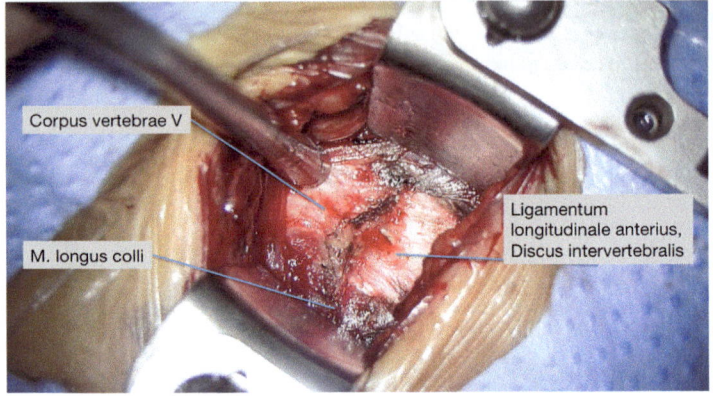

Abb. 2.7 Ventralfläche der HWS nach Medialisieren des Gefäß-Nerven-Bündels und Lateralisieren von Trachea und Ösophagus

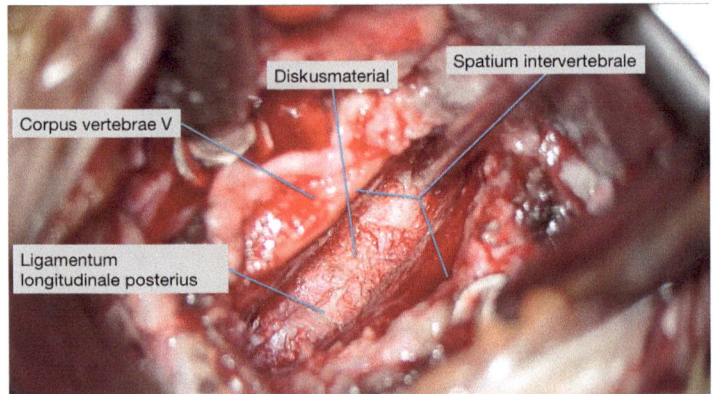

Abb. 2.8 OP-Situs und anatomische Strukturen bei nahezu vollständiger Diskektomie

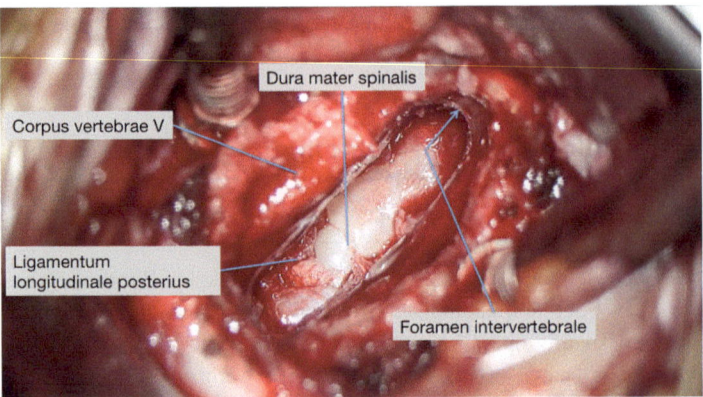

Abb. 2.9 Situation nach Diskektomie und partieller Resektion des hinteren Längsbandes

2.5 · Topographische Anatomie

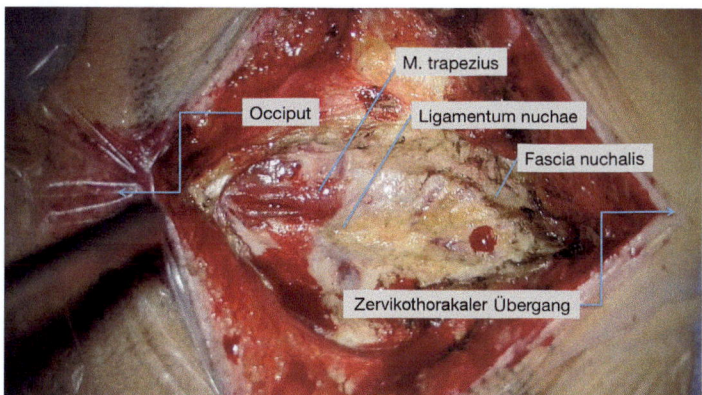

Abb. 2.10 Situs nach kraniokaudaler Haut- und Faszieninzision in der Mittellinie

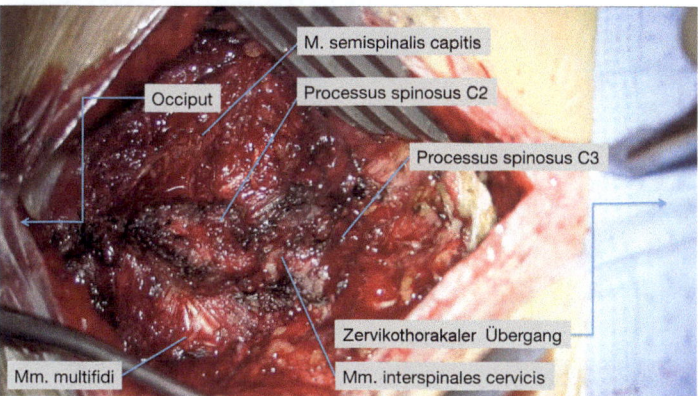

Abb. 2.11 Situs nach Spaltung des Ligamentum nuchae in der Mittellinie mit Darstellung der Dornfortsätze HW2 und HW3

2.5.2 Posteriorer Zugang

Eine Laminektomie und/oder dorsale Spondylodese erfolgt über einen Mittellinienzugang vom Nacken aus. Die wichtigsten anatomischen Strukturen während dieses Zuganges sind in ◘ Abb. 2.10, ◘ Abb. 2.11, ◘ Abb. 2.12, ◘ Abb. 2.13 und ◘ Abb. 2.14 dargestellt.

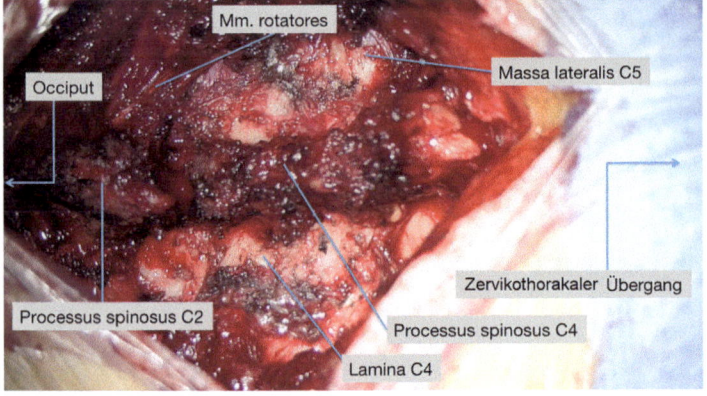

Abb. 2.12 Situs nach vollständigem Abschieben der Muskulatur von den Wirbelbögen HW3 bis HW6

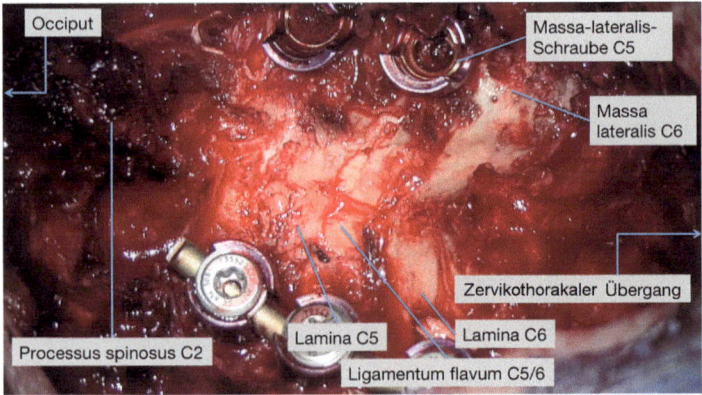

Abb. 2.13 Situs nach Absetzen der Dornfortsätze HW4 bis HW6 und partiell am HW3. Gut erkennbare Ligamenta flava zwischen den Wirbelbögen, nahezu vollständig eingebrachter Fixateur interne HW4 bis HW6

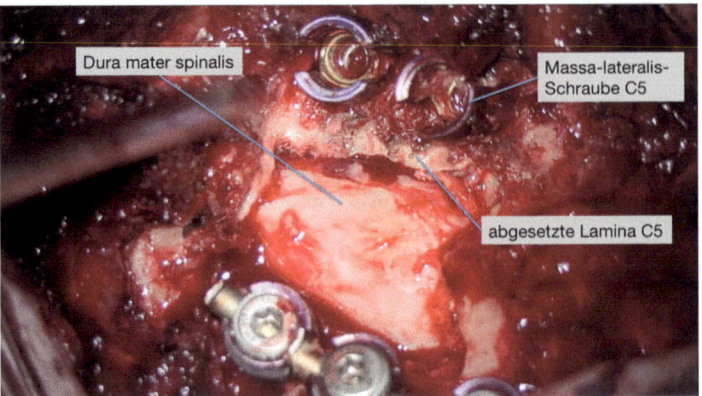

Abb. 2.14 Situs nach Dekompression des Spinalkanals mittels Laminektomie HW4 und HW5

Literatur

Frykholm R (1969) Die cervicalen Bandscheibenschäden. In: Olivecrona H, Tönnis W (Hrsg.) Handbuch der Neurochirurgie. Siebenter Band/Erster Teil. Springer, Berlin Heidelberg New York

Lang J (1991) Klinische Anatomie der Halswirbelsäule. Thieme, Stuttgart New York

Milne N (1993) Composite motion in cervical disc segments. Clin Biomech 8(4):193–202

Tubbs RS, Rompala OJ, Verma K, Mortazavi MM, Benninger B, Loukas M, Chambers MR (2012) Analysis of the uncinate processes of the cervical spine: an anatomical study. J Neurosurg Spine 16(4):402–407

Biomechanische Aspekte

3.1 Beweglichkeit der Halswirbelsäule – 20

3.2 Das Bewegungssegment und seine Funktion – 20

3.3 Übernahme von Lasten durch die Wirbelsäule – 21
3.3.1 Bandscheibe – 21
3.3.2 Wirbel – 21
3.3.3 Ligamente – 22

3.4 Instabilität – 22

3.5 Biomechanische Untersuchungsmethoden – 23

Literatur – 24

Die Halswirbelsäule ist mit Abstand der beweglichste Abschnitt der menschlichen Wirbelsäule mit insgesamt sechs Freiheitsgraden. Jedes Bewegungssegment bildet ein komplexes, ausbalanciertes System, welches die Funktionen Haltung bei gleichzeitiger Flexibilität, Balance durch Ausgleichsbewegungen, Aufnahme von axialen Lasten und Schutz des Rückenmarkes übernimmt. Die biomechanische Wirbelsäulenforschung bedient sich zunehmend der Methode der finiten Elemente, darüber hinaus müssen die neuesten Implantate zum Bandscheibenersatz auch hinsichtlich ihrer in-vivo-Kinematik untersucht werden.

3.1 Beweglichkeit der Halswirbelsäule

Die Halswirbelsäule ist grundsätzlich in sechs Richtungen beweglich:
- Beugung (Flexion bzw. Inklination) und Streckung (Extension bzw. Reklination) in der Sagittalebene,
- Seitwärtsneigung (Lateralflexion) nach links und rechts in der koronaren Ebene,
- Rotation nach links und rechts in der axialen Ebene.

Bewegungen der HWS sind unter physiologischen Bedingungen meist Kombinationen der genannten Grundmobilitäten. Eine Besonderheit liegt darin, dass sich zusätzlich zur eigentlichen Bewegung (z B. Flexion/Extension in der Sagittalebene) das aktuelle Rotationszentrum (instantaneous center of rotation, ICR) im Diskus dynamisch verändert. Es erfolgt also eine zusätzliche Translationsbewegung. Diesem Phänomen wird beim Design von Bandscheibenprothesen z T. Rechnung getragen. Des Weiteren konnte Lee (1997) zeigen, dass es bei segmentaler Instabilität der HWS zu einer Verlagerung des ICR kommt.
 Eine Übersicht über das Bewegungsausmaß der einzelnen zervikalen Segmente in den verschiedenen Ebenen gibt ◘ Tab. 3.1.
 Die physiologische Form der HWS in Neutralstellung ist eine Lordose, also eine nach dorsal konkave Anordnung der Wirbel in der sagittalen Ebene.

3.2 Das Bewegungssegment und seine Funktion

Als kleinste funktionelle Einheit der Wirbelsäule gilt das Bewegungssegment. Es besteht aus zwei benachbarten Wirbeln inklusive Facettengelenken, der dazwischenliegenden Bandscheibe, dem Bandapparat (hinteres und vorderes Längsband, interspinöse Bänder) und der autochthonen Rückenmuskulatur. Diese anatomischen Komponenten bilden ein komplexes, ausbalanciertes System, welches die wesentlichen Funktionen der Wirbelsäule gewährleistet:
- aufrechte Haltung bei gleichzeitiger Flexibilität,
- Körperbalance durch Ausgleichsbewegungen,
- Aufnahme von axialen Lasten bzw. Stauchung,
- Schutz des Rückenmarks.

3.3 · Übernahme von Lasten durch die Wirbelsäule

Tab. 3.1 Segmentale Beweglichkeit der HWS mit Mittelwert und Grenzwerten in Winkelgraden nach White u. Panjabi (1990).

Bewegungsrichtung	C2/3	C3/4	C4/5	C5/6	C6/7	Gesamte HWS
Flexion/Extension	10 (5-16)	15 (7-26)	20 (13-29)	20 (13-29)	17 (6-26)	75
Unilaterale Seitwärtsneigung	10 (7-20)	11 (9-15)	11 (0-16)	8 (0-16)	7 (0-17)	35
Unilaterale axiale Rotation	3 (0-10)	7 (3-10)	7 (1-12)	7 (2-12)	6 (2-10)	45

Bei den beiden erstgenannten Funktionen kommt dem neuromuskulären System der Wirbelsäule (autochthone Muskulatur und deren Innervation) besondere Bedeutung zu. Nachdem eine Bewegung oder ein Lagewechsel durch die Tiefensensibilität registriert wurde, erhält die autochthone Rückenmuskulatur über spinozerebelläre Bahnen Impulse, die letztlich zu einer stetigen muskulären Stabilisierung der Wirbelsäule führen. Die nötige Flexibilität des Bewegungssegments wird im Wesentlichen durch die elastische Bandscheibe im vorderen Abschnitt und durch die Facettengelenke im hinteren Abschnitt gewährleistet.

3.3 Übernahme von Lasten durch die Wirbelsäule

3.3.1 Bandscheibe

Axiale Belastungen werden überwiegend durch die Bandscheiben gedämpft. Stauchung führt zu einer Verformung des Nucleus pulposus, welche wiederum den Anulus fibrosus dehnt. Dieser verfügt über straffe und elastische Fasern, welche die axiale Belastung der Bandscheibe letztlich absorbieren und dadurch bewirken, dass die Bandscheibe ihre ursprüngliche Form wieder einnimmt (White u. Panjabi 1990). Während der physiologischen Bewegungen der Wirbelsäule (Flexion, Extension, Seitwärtsneigung, axiale Rotation) wirken auf die Bandscheibe sowohl kompressive als auch distraktive Kräfte sowie Rotations- und Scherkräfte. Die axialen Belastungen werden, wie oben beschrieben, in erster Linie vom Nucleus pulposus aufgenommen. Rotations- und Scherkräfte kompensiert im Wesentlichen der Anulus fibrosus durch Art und Anordnung seiner Fasern.

3.3.2 Wirbel

Insbesondere durch seine Anatomie mit der trabekulären Knochenstruktur besteht die biomechanische Funktion des Wirbels darin, kompressive axiale Kräfte aufzunehmen. Durch die knöchernen

Strukturen eines Wirbels werden axiale Belastungen zu 80% von den Wirbelkörpern und zu 20% von den Facettengelenken getragen (Kirkaldy-Willis 1990). Ein Verlust der Knochendichte im zweiten Lebensabschnitt führt zu einer Verringerung der Kompressionsstabilität des Wirbelkörpers. Bereits bei einer Reduktion der Knochenmasse um 25% kommt es zu einer ca. 50%igen Minderung der Kompressionsstabilität (Kirkaldy-Willis 1990).

Die Orientierung der Facettengelenke beträgt an der mittleren und unteren HWS etwa 45° zur Sagittalebene, daher führt eine Seitwärtsneigung zu einer Seite zu einer Rotation der Dornfortsätze zur Gegenseite. Flexion und Extension sind an eine horizontale Translation gekoppelt (White 1990).

Flexion und Extension erfolgen hauptsächlich zwischen den Halswirbeln 4 bis 6, Seitwärtsneigung wird überwiegend von den Bewegungssegmenten zwischen dem 3. bis 5. Halswirbel übernommen. Der Hauptanteil der Rotation (über 50% der gesamten Halswirbelsäule) wird aufgrund ihrer besonderen Form von den ersten beiden Halswirbeln übernommen (White u. Panjabi 1990).

3.3.3 Ligamente

Der spinale Bandapparat hält Dehnungskräften stand und überträgt Bewegungen zwischen zwei Wirbeln, wobei der Dehnungswiderstand des vorderen Längsbandes doppelt so hoch ist wie der des hinteren Längsbandes. Eine Besonderheit des Ligamentum flavum, welches ein segmentales Band ist, besteht darin, dass es zu 80% aus Elastin besteht. Es besitzt in der Neutralstellung der Wirbelsäule eine hohe Ruhespannung, welche den Ruhedruck in der Bandscheibe erhöht, wodurch letztlich die Stabilität des Segments verstärkt wird (Raabe 1997).

3.4 Instabilität

Für das Konzept der segmentalen Instabilität werden die anatomischen Strukturen der HWS in anteriore und posteriore Elemente unterteilt. Zu den anterioren Elementen zählen Wirbelkörper, Bandscheiben, Querfortsätze sowie vorderes und hinteres Längsband. Zu den posterioren Elementen werden Wirbelbögen, Facettengelenke, Dornfortsätze, interspinöse Bänder und Ligamenta flava gezählt.

Biomechanische Instabilität ist definiert als gesteigerte, abnorme Beweglichkeit mit pathologischen Bewegungsmustern. Klinische Instabilität ist gekennzeichnet durch lokale Schmerzen und/oder das Auftreten von klinischen Zeichen einer Nervenwurzel- oder Myelonkompression (Raabe 1997).

White u. Panjabi (1990) haben folgende Hauptkriterien für eine segmentale Instabilität formuliert:
- Verletzung der anterioren Elemente,
- Verletzung der posterioren Elemente,
- positiver Stretch-Test,
- Translation in der Sagittalebene > 3,5 mm oder 20 %,
- Rotation in der Sagittalebene > 20°,
- relative Angulation in der Sagittalebene von mehr als 11°,
- Myelonschädigung.

Darüber hinaus wurden folgende Nebenkriterien aufgeführt:
- anlagebedingt enger Spinalkanal (< 13 mm),
- abnorme Verschmälerung der Bandscheibe,
- Nervenwurzelschädigung.

White u. Panjabi erstellten auf Basis ihrer Kriterien eine Checkliste zur Diagnose der Instabilität der mittleren und unteren HWS, die jedoch keine breite klinische Anwendung gefunden hat. Dennoch finden die meisten der genannten Kriterien heutzutage Anwendung bei der Beurteilung von MRT- oder Röntgen-Funktionsaufnahmen hinsichtlich einer Instabilität der HWS.

3.5 Biomechanische Untersuchungsmethoden

In den vergangenen Jahrzehnten erfolgte die Erforschung der biomechanischen Eigenschaften der Halswirbelsäule im Wesentlichen an humanen Präparaten. Hierbei wurden zwar wertvolle Informationen über das Verhalten der einzelnen Bandscheiben gewonnen, jedoch ist die Aussagekraft von Kadaverstudien hinsichtlich des biomechanischen Verhaltens der gesamten Halswirbelsäule eingeschränkt, da hier die funktionsfähige Muskulatur als wichtigster Stabilisator fehlt. Aus diesem Grund hat in den letzten zehn Jahren die Untersuchung anhand der Methode der finiten Elemente erheblich an Bedeutung gewonnen, da hier die Eigenschaften von Wirbeln, Bandscheiben und Muskulatur realistisch am Computer nachgebildet werden können. Außerdem können verschiedene Implantate nachgebildet und deren Auswirkungen auf die Nachbarsegmente untersucht werden (Hussain 2013).

Eine weitere Herausforderung für die biomechanische Forschung an der Halswirbelsäule ist die Tatsache, dass sich die Ergebnisse von in-vitro- und in-vivo-Studien nach Implantation von Bandscheibenprothesen signifikant unterscheiden. Daher fordern Goel et al. (2011) eine forcierte Forschung auf dem Gebiet der in-vivo-Kinematik nach Bandscheibenersatz.

Literatur

Goel VK, Faizan A, Palepu V, Bhattacharya S (2011) Parameters that effect spine biomechanics following cervical disc replacement. Eur Spine J 21 Suppl 5:S688–99

Hussain M, Nassr A, Natarajan RN et al. (2013) Biomechanics of adjacent segments after a multilevel cervical corpectomy using anterior, posterior, and combined anterior-posterior instrumentation techniques: a finite element model study. Spine J 13(6):689–696

Kirkaldy-Willis WH, Dupuis PR, Yong-Hing K (1990) Biomechanics and ageing of the spine. In: Youmans JR (ed): Neurological Surgery, 3rd edition. WB Saunders, Philadelphia

Lang J (1991) Klinische Anatomie der Halswirbelsäule. Thieme, Stuttgart New York

Lee SW, Draper ER, Hughes SP (1997) Instantaneous center of rotation and instability of the cervical spine. A clinical study. Spine 15;22(6):641–647

Raabe A, Wahler M (1997) Biomechanics of the spine. In: Palmer JD (ed) Manual of neurosurgery. Churchill Livingstone, New York

White AA III, Panjabi MM (1990) Clinical biomechanics of the spine. Second edition. J.B. Lippincott Comp., Philadelphia

Präoperative Diagnostik und Indikationsstellung

4.1	Anamnese und klinische Untersuchung	– 26
4.1.1	Allgemeines – 26	
4.1.2	Radikuläre Symptome – 27	
4.1.3	Pathologische Reflexe als Zeichen einer Radix- oder Myelonkompression – 28	
4.1.4	Myelopathische Symptome – zervikale Myelopathie – 28	
4.2	Bildgebung – 29	
4.2.1	Magnetresonanztomographie (MRT) – 29	
4.2.2	Computertomographie (CT) – 30	
4.2.3	Röntgenaufnahmen – 32	
4.2.4	Myelographie und Myelo-CT – 33	
4.2.5	Radiologisch gestützte Nervenwurzel- und Facettengelenksblockade – 33	
4.3	Elektrophysiologie – 37	
	Literatur – 38	

Anamnese und klinische Untersuchung geben Aufschluss über radikuläre sowie myelopathische Symptome und helfen, die Akuität der Beschwerden und damit die Dringlichkeit eines eventuellen operativen Eingriffs zu eruieren. Die Magnetresonanztomographie (MRT) ist die Bildgebung der ersten Wahl bei degenerativen HWS-Erkrankungen. Die Bedeutung von prä- und postoperativen Röntgenfunktionsaufnahmen hat durch die Vielzahl von beweglichen Implantaten stetig zugenommen. Mittels Computertomographie (CT) können knöchern dominierte Stenosierungen detailliert diagnostiziert werden. Eine Myelographie ist in Einzelfällen mit multisegmentalen Stenosierungen und/oder bei Status nach Voroperationen sinnvoll. Kann anhand von Klinik und Bildgebung eine Operationsindikation nicht sichergestellt noch verworfen werden, kommen als weitere objektive Parameter elektrophysiologische Verfahren in Betracht.

4.1 Anamnese und klinische Untersuchung

4.1.1 Allgemeines

Für die Indikationsstellung zu einer Operation ist in allererster Linie die klinische Symptomatik des Patienten ausschlaggebend. Es herrscht Konsens darüber, dass bei einer seit Stunden oder wenigen Tagen bestehenden höhergradigen Parese (Kraftgrad 3 von 5 oder schlechter) an den oberen Extremitäten infolge eines zervikalen Bandscheibenvorfalls, eine dringliche OP-Indikation besteht. Im seltenen Fall einer (meist inkompletten) Querschnittslähmung ergibt sich sogar eine Notfallindikation zur Operation und Dekompression des Myelons.

In der täglichen klinischen Praxis leiden die meisten Patienten unter rezidivierenden Zervikobrachialgien (Nacken-Schulter-Arm-Schmerzen) oder Zervikozephalgien (Nacken-Kopf-Schmerzen) sowie unter Hypästhesien oder Parästhesien an den oberen Extremitäten. Das Hauptproblem ist somit der akute und/oder chronische Schmerz. Gelegentlich kommt eine latente Parese eines Kennmuskels hinzu. Besteht durch Dauer, Intensität und Therapieresistenz der Beschwerden seitens des Patienten ein hoher Leidensdruck, kann zur elektiven Operation geraten werden.

Bei einer langandauernden Kompression nervaler Strukturen über Monate und Jahre kann es als Folge eines chronischen Schmerzzustandes durch Aktivierung des Schmerzgedächtnisses zu einer somatoformen Störung kommen. Dies bedeutet, dass auch nach Dekompression des Nervs, also nach Beseitigung des morphologischen Substrats, eine Schmerzempfindung persistiert. Diese Tatsache sollte bei monatelangen Beschwerden, wenn eine weitere konservative versus eine operative Therapie abgewogen wird, für die Indikationsstellung zur operativen Dekompression sprechen.

4.1.2 Radikuläre Symptome

Radikuläres Schmerzsyndrom

Ein akuter Diskusprolaps mit Kompression von Vorder- und Hinterwurzel führt zu einem radikulären Schmerzsyndrom das nicht nur das Dermatom, sondern das gesamte Sklerotom erfasst. Bei der häufigeren, langsam verlaufenden Spondylose entwickelt sich zunächst sukzessive ein Schmerzsyndrom mit dumpfen, bohrenden Schmerzen in Nacken und Schulter, gefolgt von Schmerzen im Arm. Erst später kommen Parästhesien und Taubheitsgefühl hinzu. Einige Patienten leiden unter paroxysmalen blitzartigen Schmerzen, die durch Kopfbewegung, Husten o. ä. ausgelöst werden können (Frykholm 1969).

Der als dumpf empfundene myalgische Tiefenschmerz resultiert aus der Kompression der Vorderwurzel. Der mit der Ausstrahlung in die Finger, mit Parästhesien und Taubheitsgefühlen assoziierte neuralgische Schmerz wird durch die Kompression der Hinterwurzel getriggert (Frykholm 1969).

Sensible Defizite

Sensibilitätsstörungen machen sich meist zuerst distal an den Fingern bemerkbar. Hier lässt sich häufig die Grenze des betroffenen Dermatoms gut eruieren und somit die komprimierte Nervenwurzel identifizieren. Parästhesien sind das Symptom einer intermittierenden Kompression der Hinterwurzel, sie können in Kombination mit Hypalgesie oder Hyperalgesie vorkommen (Frykholm 1969). Ein vermindertes Vibrationsempfinden (Pallhypästhesie) wird als Zeichen einer multiradikulären Läsion angesehen und dient klinisch eher zur Abgrenzung einer Polyneuropathie.

Motorische Defizite

Die Kompression der Vorderwurzel führt zu Paresen von Kennmuskeln und gelegentlich zu einer partiellen Muskelatrophie. Funktionell bedeutsame Paresen bzw. akut aufgetretene hochgradige Paresen sind wesentliche Argumente für eine operative Intervention bei nachgewiesenem zervikalem Diskusprolaps. Die klinische Identifikation einer Nervenwurzelkompression gelingt zuverlässig bei Parese eines Kennmuskels (O`Brien 2000):

- **C4**: Mm. rhomboidei major et minor,
- **C5**: M. deltoideus,
- **C6**: M. biceps brachii, M. brachioradialis,
- **C7**: M. triceps brachii,
- **C8**: M. flexor digitorum superficialis, M. flexor digitorum profundus I u. II, M. flexor digitorum profundus III u. IV,
- **Th1**: M. opponens pollicis, Muskeln des Hypothenar.

Vegetative Störungen

Ein Teil der Patienten mit komprimierter Radix klagt über Zeichen eines erhöhten Sympathikotonus in Form von vasomotorischen Störungen des Armes, die sich sowohl durch ein Kältegefühl als auch durch ein verändertes Hautkolorit bemerkbar machen. Ein zervikozephales Syndrom wurde durch Barré (1926) beschrieben. Dieses umfasst halbseitige Kopfschmerzen, Schwindel, gelegentlich auch Tinnitus und Otalgien.

4.1.3 Pathologische Reflexe als Zeichen einer Radix- oder Myelonkompression

Die monosynaptischen (Muskel-)Eigenreflexe sind abgeschwächt bei Kompression eines peripheren Nerven, wie beispielsweise ein verminderter Trizepssehnenreflex bei Kompression der C7-Radix. Sie sind gesteigert bei fehlender zentraler Hemmung, wie beispielsweise ein gesteigerter Patellarsehnenreflex bei Kompression des zervikalen Myelons als Ursache einer Pyramidenbahnschädigung.

Die polysynaptischen Fremdreflexe sind bei Pyramidenbahnschädigung abgeschwächt oder fehlen, wie beispielsweise ein verminderter Bauchhautreflex bei Myelonkompression im Rahmen einer zervikalen Myelopathie.

Beim zervikalen Diskusprolaps werden häufig folgende Reflexabschwächungen an den oberen Extremitäten beobachtet (betroffene Nervenwurzel in Klammern):
- Bizepssehnenreflex (C6),
- Brachioradialisreflex (C5, C6),
- Trizepssehnenreflex (C7),
- Fingerbeugereflex nach Trömner (C7, C8).

Bei zervikaler Myelopathie (▶ Abschn. 4.1.4) werden an den unteren Extremitäten häufig eine Reflexsteigerung des Patellarsehnenreflexes und des Achillessehnenreflexes als Pyramidenbahnzeichen registriert. Zudem wird hier der sog. Babinski-Reflex positiv nachgewiesen, was ebenfalls als Zeichen einer Pyramidenbahnschädigung interpretiert wird.

4.1.4 Myelopathische Symptome – zervikale Myelopathie

Eine höhergradige Myelonkompression kommt bei degenerativen HWS-Erkrankungen meist als chronischer Zustand bei einer osteoligamentärer Spinalkanalstenose vor. Das Magnetresonanztomogramm zeigt dann häufig als typischen Befund ein sog. Myelopathiesignal, welches sich in sagittalen T2-gewichteten Aufnahmen als intramedulläres hyperintenses Areal kaudal der Stenosierung darstellt (◘ Abb. 4.3). Typische klinische Befunde sind Hyperreflexie der unteren Extremitäten (▶ Abschn. 4.1.3), positiver Babinski-Reflex, Unsicherheiten in den Koordinationstests (Unterberger-Tretversuch,

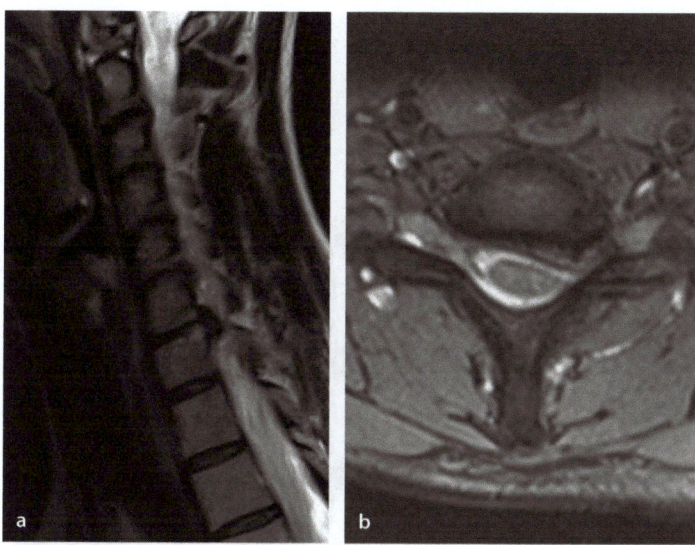

Abb. 4.1 a,b Soft-Disc-Prolaps im Segment HW6/7 links, sagittales (**a**) und axiales (**b**) MRT in T2-Wichtung

Seiltänzergang u a.), Tonuserhöhung der Beinmuskulatur, unerschöpfliche Kloni und Pallhypästhesie an den unteren Extremitäten sowie Feinmotorikstörungen und nicht-radikuläre Hypästhesien der Hände. Selten kommen zentral bedingte vegetative Störungen hinzu (Harn- und Stuhlinkontinenz).

Beim relativ seltenen akuten zervikalen Massenprolaps kann ein sensomotorisches Querschnittssyndrom auftreten, häufig ist das Lhermitte-Zeichen positiv. Dieses lässt sich durch Inklination der HWS auslösen und führt zu einem einschießenden elektrisierenden Gefühl in Armen und Beinen.

4.2 Bildgebung

4.2.1 Magnetresonanztomographie (MRT)

Wenn klinisch eine zervikale Radikulopathie oder eine Myelopathie den Verdacht auf einen zervikalen Bandscheibenvorfall oder eine zervikale Spinalkanalstenose nahelegt, dann ist die Magnetresonanztomographie das bildgebende Verfahren der ersten Wahl, da sie sehr gut Bänder, Disci und nervale Strukturen darstellt (▶ Abb. 6.2, ▶ Abb. 6.3). Gegebenenfalls können auch andere Pathologien, die eine ähnliche klinische Symptomatik verursachen, detektiert werden (Tumore, Entzündungen o ä.).

Typische Befunde in der MRT sind:
- Soft-Disc-Prolaps (Abb. 4.1): (sub-)akuter Vorfall, eher beim jüngeren Patienten,

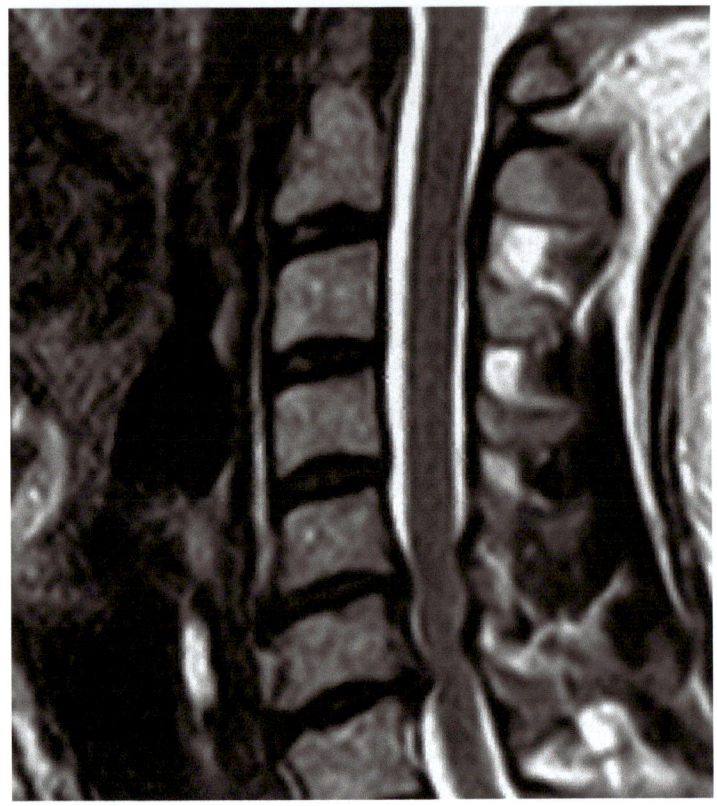

Abb. 4.2 Jeweils Hard-Disc-Prolaps in den Segmenten HW5/6 und HW6/7, sagittales MRT in T2-Wichtung

- Hard-Disc-Prolaps (Abb. 4.2): chronifizierter Vorfall mit Flüssigkeitsverlust des Diskus und Übergang zur osteoligamentären Stenose, eher beim älteren Patienten,
- Osteoligamentäre Spinalkanalstenose mit Myelopathiesignal in sagittalen T2-gewichteten Aufnahmen kaudal der Stenosierung. (Abb. 4.3).

4.2.2 Computertomographie (CT)

Bestehen ausgeprägte Retrospondylophyten an den Halswirbelkörpern oder besteht der Verdacht auf eine pathologische Ossifikation des Ligamentum longitudinale posterius, so kann unter Umständen ein Computertomogramm nützliche Zusatzinformationen für die Planung des operativen Eingriffs liefern (Abb. 4.4), da sich osteophytäre Anbauten im CT mit Knochenfenster besonders gut dar-

4.2 · Bildgebung

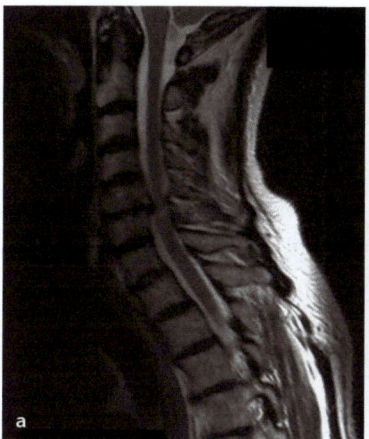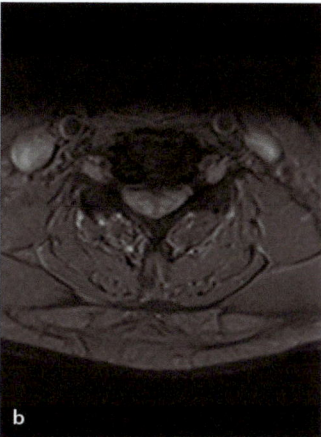

Abb. 4.3a,b Osteoligamentäre Spinalkanalstenose mit chronischer Myelopathie im Segment HW5/6. Sagittales (a) und axiales (b) MRT in T2-Wichtung. Deutlich zu erkennen ist das Myelopathiesignal kaudal des eingeengten Segments in den sagittalen Schichten. Im axialen Bild erkennt man, dass das Myelopathiesignal überwiegend die Hinterstränge des Myelons betrifft.

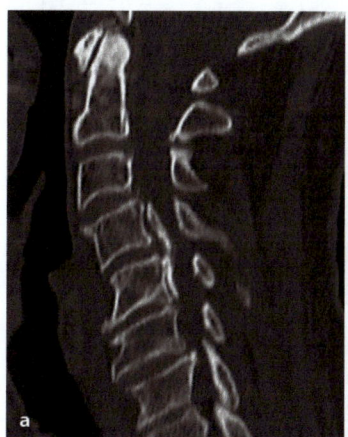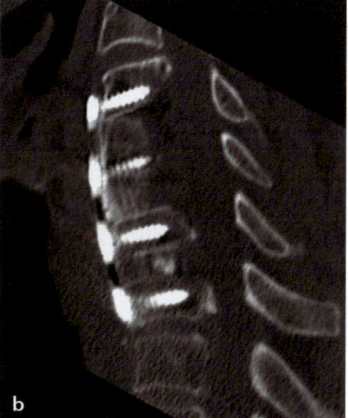

Abb. 4.4a,b Ossifikation des Ligamentum longitudinale posterius an den Hinterkanten von HW4 und HW5 sowie Retrospondylophyten im Segment HW6/7, sagittales CT im Knochenfenster (a). Status nach Korpektomie HW4 und HW5 mit Resektion des hinteren Längsbandes sowie nach Diskektomie HW6/7 mit Abtragen der Spondylophyten. Des Weiteren Beckenkammspan-Interposition zwischen HW4 und HW6 sowie Cage-Interposition HW6/7 mit ventraler Plattenosteosynthese HW4 bis HW7, sagittales CT im Knochenfenster (b).

stellen lassen. Gleiches gilt für die OP-Planung bei der Spondylosis hyperostotica Forestier-Ott (Abb. 4.5).

Des Weiteren ist ein CT postoperativ, nach ventraler Plattenosteosynthese und/oder dorsaler Instrumentierung, obligat, um die regelrechte Lage der Implantate zu dokumentieren (Abb. 4.4b, Abb. 4.5d).

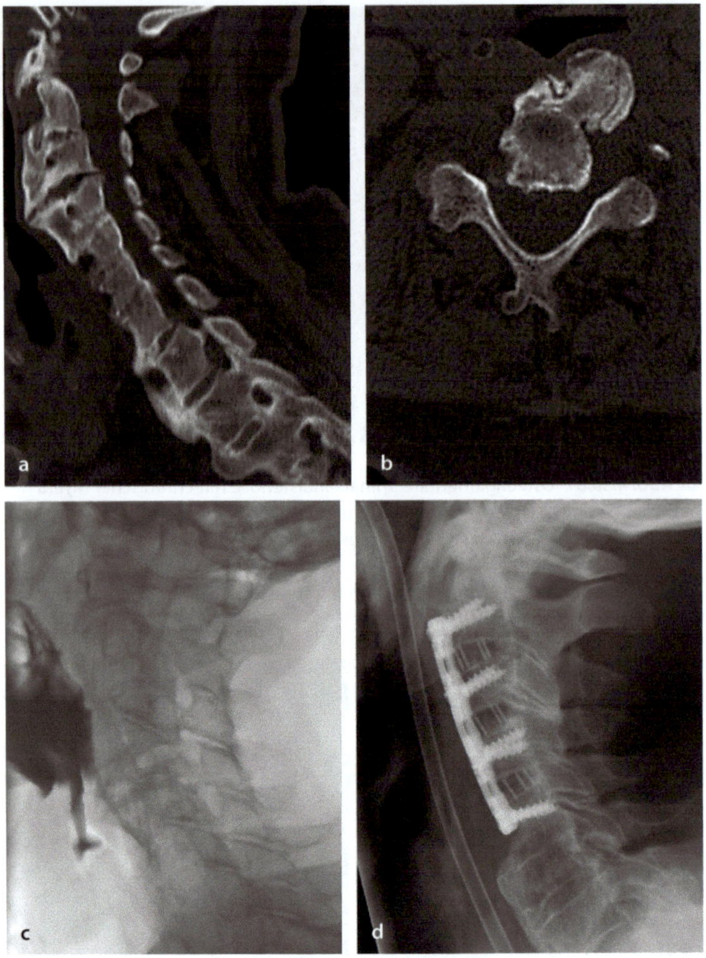

Abb. 4.5a–d Spondylosis hyperostotica Forestier-Ott mit typischen zuckergussartigen knöchernen Überbauungen an der gesamten Wirbelsäule mit konsekutiver Dysphagie, sagittales (**a**) und axiales (**b**) CT sowie Röntgenbreischluckuntersuchung (**c**). Status nach Abtragung der ventralen Osteophyten und Plattenosteosynthese zur Rezidiv-Vermeidung, seitliche Röntgenaufnahme (**d**).

4.2.3 Röntgenaufnahmen

Eine konventionelle Röntgenaufnahme der HWS in zwei Ebenen gibt gegebenenfalls Auskunft über ausgeprägte ventrale Osteophyten, Facettengelenksarthrosen und kyphotische oder skoliotische Fehlstellungen.

Durch die zunehmende Verbreitung von Bandscheibenprothesen hat die Bedeutung von seitlichen Funktionsaufnahmen stark zugenommen, da hier die Beweglichkeit sowohl des von Degeneration betroffenen Segments als auch der Nachbarsegmente abgeschätzt werden kann (► Abb. 7.3, ► Abb. 7.4, ► Abb. 7.5.). Grundsätzlich sind auch a.-p.-Funktionsaufnahmen möglich, diese werden im klini-

4.2 · Bildgebung

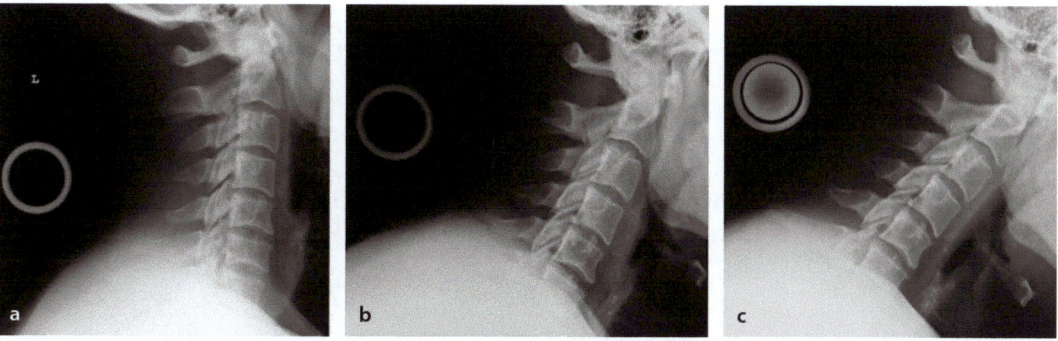

Abb. 4.6a–c Seitliche Funktionsröntgenaufnahmen mit Referenzobjekt zur computergestützten Analyse des segmentalen Bewegungsumfangs (Range of Motion) in Reklination (**a**), Neutralstellung (**b**) und Inklination (**c**)

schen Alltag jedoch selten angefordert, da die Seitwärtsneigung eine geringere funktionelle Bedeutung hat als die Inklination/Reklination. Zur Steigerung der Messgenauigkeit und Vergleichbarkeit der segmentalen Beweglichkeit in den Funktionsaufnahmen vor und nach Prothesenimplantation werden in jüngster Zeit Referenzobjekte auf den Funktionsaufnahmen mitabgebildet, die eine computergestützte Auswertung des Bewegungsumfangs (Range of Motion) ermöglichen (Abb. 4.6).

Röntgenaufnahmen mit Kontrastmittel-Breischluck weisen beim Morbus Forestier-Ott mit klinisch relevanter Dysphagie das Punctum maximum der Ösophagusstenosierung nach (Abb. 4.5c). Außerdem sind sie von diagnostischem Wert bei Dysphagie infolge einer Dislokation von ventralem Osteosynthesematerial (Abb. 4.7).

4.2.4 Myelographie und Myelo-CT

Durch die Kombination der o. g. bildgebenden Verfahren hat die Bedeutung der invasiven zervikalen Myelographie abgenommen, obwohl aus Sicherheitsgründen heute die Kontrastmittelapplikation meist von lumbal aus erfolgt. Hilfreich kann die Myelographie und vor allem das Myelo-CT sein, wenn es sich um eine multisegmentale Erkrankung (Abb. 4.8) oder einen Zustand nach Vor-Operation mit Implantaten handelt (Abb. 4.9), da in letzterem Fall die MR-Bildgebung durch Metallartefakte häufig keine sichere Darstellung der nervalen Strukturen ermöglicht.

4.2.5 Radiologisch gestützte Nervenwurzel- und Facettengelenksblockade

Ist die klinische Symptomatik nicht sicher einer Radix zuzuordnen, kann eine röntgenologisch oder computertomographisch gestützte Nervenwurzelblockade mit passagerer Schmerzlinderung dazu bei-

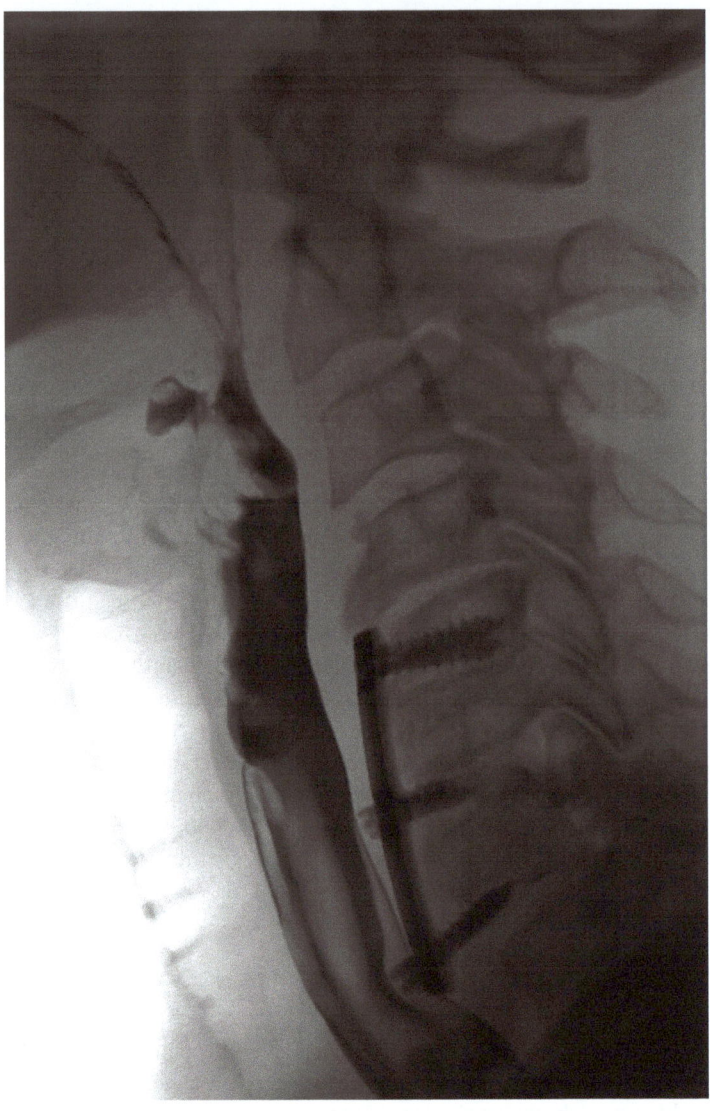

Abb. 4.7 Röntgenaufnahme mit Kontrastmittel-Breischluck zum Nachweis der ösophagealen Stenosierung bei einer Patientin mit Atemnot und Dysphagie aufgrund einer dislozierten ventralen Plattenosteosynthese nach Ausbruch der Schrauben aus dem kaudalen Wirbelkörper. Indikation zur Revisionsoperation gegeben.

tragen, genau das Segment zu identifizieren, das die Beschwerden des Patienten verursacht, beispielsweise bei multisegmentalen foraminalen Stenosen (Abb. 4.10). Bei Nackenschmerzen ohne radikuläre Symptomatik kann zur Schmerzlinderung in analoger Weise eine radiologisch gestützte Facettengelenksblockade hilfreich sein, wobei an der HWS in den meisten Fällen die computertomographisch verifizierte Blockade wegen der größeren Genauigkeit angewandt wird

4.2 · Bildgebung

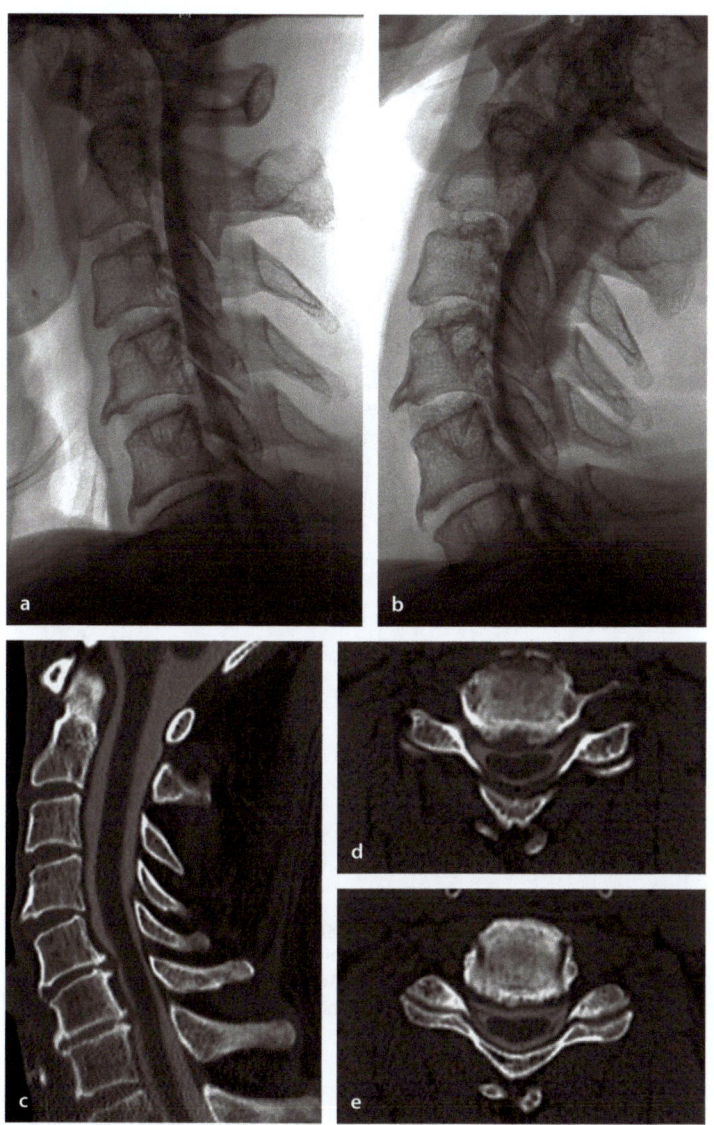

Abb. 4.8a–e Zervikale Funktionsmyelographie, seitliche Aufnahmen in Inklination (a) und Reklination (b). Sagittales Myelo-CT mit Darstellung einer Osteochondrose der Segmente HW5/6 und HW6/7 (c). Axiales Myelo-CT mit Darstellung der Osteochondrose bei HW5/6 (d) und dem intraduralen Verlauf der Vorder- und Hinterwurzeln der C6-Radizes (e).

(Abb. 4.11). Dieser Vorteil der Computertomographie steht einer erhöhten Strahlenexposition des Patienten im Vergleich zur Röntgendurchleuchtung gegenüber, allerdings überwiegen die Vorteile der CT insbesondere in den unteren Zervikalsegmenten, HW6/7 und HW7/BW1, da hier eine adäquate Durchleuchtung wegen der Schultern oft nicht möglich ist.

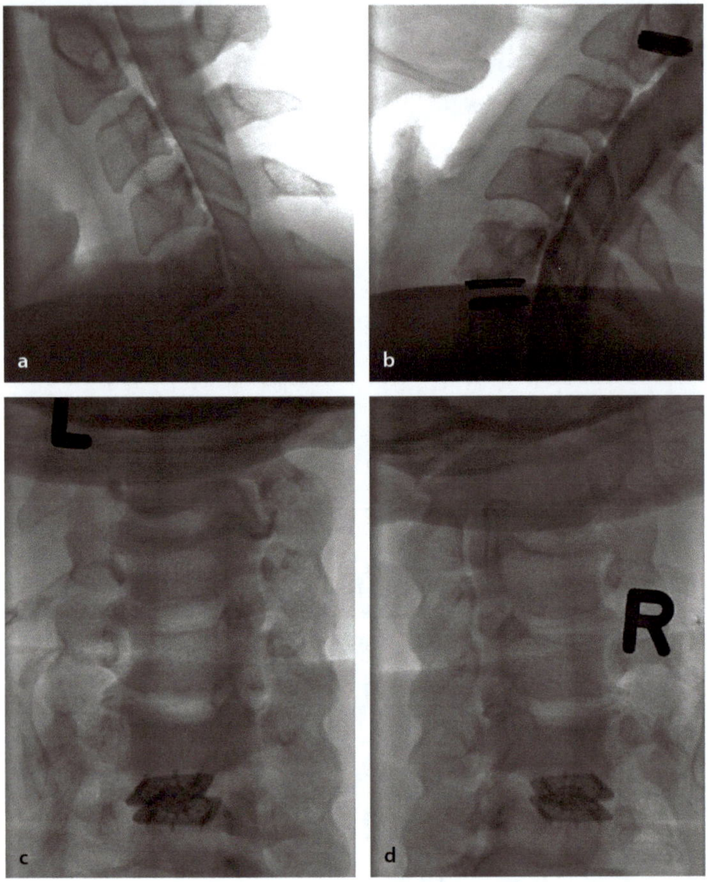

Abb. 4.9a–d Zervikale Funktionsmyelographie nach Implantation einer M6C-Diskusprothese im Segment HW5/6, seitliche Aufnahmen in Inklination (a) und Reklination (b) sowie schräge a.-p.-Aufnahmen mit Darstellung der Wurzeltaschen von links (c) und rechts (d), ohne Anhalt für eine Einengung des Duralschlauchs im operierten Segment.

Sowohl die Nervenwurzel- als auch die Facettengelenksinfiltration erfolgt mit einem Lokalanästhetikum. Hat die Infiltration zu einer signifikanten Schmerzlinderung geführt und ergibt sich wegen eines fehlenden morphologischen Substrats keine Indikation zu einer Operation, kann die Maßnahme mit Beimengung eines Kortikoids (in der Regel Triamcinolon) wiederholt werden. Es wird angenommen, dass die Kortikoidgabe über eine antiphlogistische und abschwellende Wirkung, insbesondere bei der periradikulären Therapie (PRT), zu einer Schmerzlinderung führt. Somit kann die PRT auch als semikausale Behandlung angesehen werden.

4.3 · Elektrophysiologie

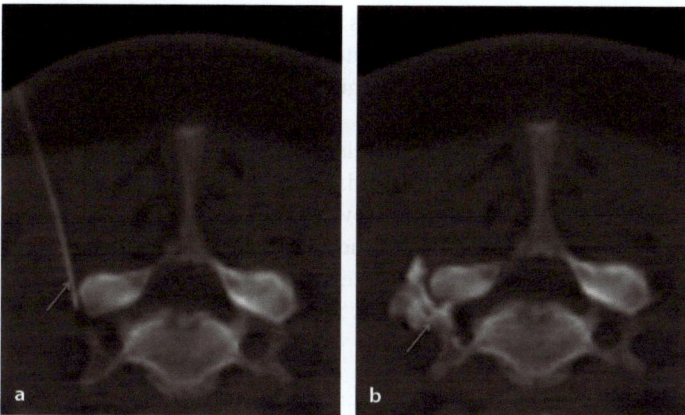

Abb. 4.10a,b CT-gestützte Nervenwurzelblockade C7 links zur differential-diagnostischen Infiltration der Radix mit Lokalanästhetikum. Axiales CT mit Nachweis der Injektionsnadel (a) und anschließender Kontrastmittelapplikation zur Dokumentation der Infiltration (b).

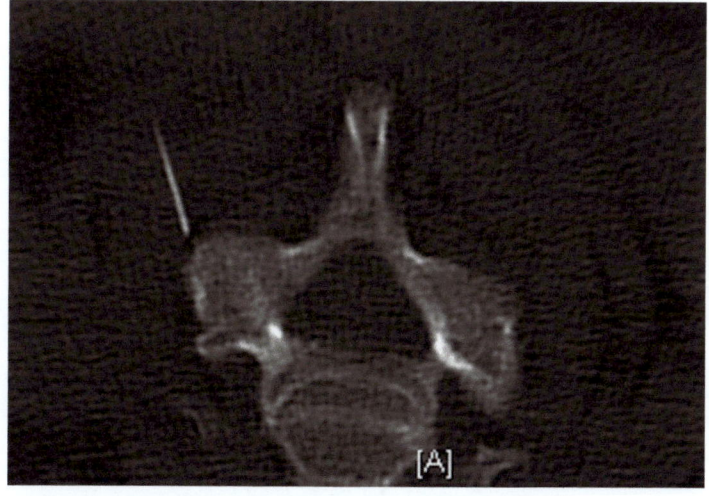

Abb. 4.11 CT-gestützte Facettengelenksblockade bei HW5/6 links

4.3 Elektrophysiologie

Bei degenerativen Erkrankungen der HWS können elektrophysiologische Untersuchungen klinische und neuroradiologische Befunde sinnvoll ergänzen, insbesondere bei folgenden Fragestellungen:
- Identifizieren der hauptsächlich betroffenen Radix bei multiradikulärer klinischer Symptomatik;
- Differenzieren zwischen radikulärer Symptomatik und Läsion eines peripheren Nerven (z B. C6-/C7-Syndrom versus Carpaltunnelsyndrom);

– Abschätzen des Schweregrades einer zervikalen Myelopathie mittels somatosensibel evozierter Potentiale bei Diskrepanz zwischen klinischem und radiologischem Befund.

Beispielsweise ist ein Carpaltunnelsyndrom unwahrscheinlich, wenn die distale motorische Latenz und die distale sensible Nervenleitgeschwindigkeit des N. medianus sowie das Elektromyogramm (EMG) des M. abductor pollicis brevis normal sind. Zeigt gleichzeitig das EMG der C6- bzw. C7-innervierten Muskulatur eine axonale Schädigung an, so spricht dies für eine radikuläre Symptomatik (Bischoff 2011; Milnik 2012).

Literatur

Barré JA (1926) Le syndrome sympathique cervical postérieur. Rev Neurol 33:248–249
Bischoff C, Schulte-Mattler WJ (2011) Das EMG-Buch. Thieme, Stuttgart
Frykholm R (1969) Die cervicalen Bandscheibenschäden. In: Olivecrona H, Tönnis W (Hrsg.) Handbuch der Neurochirurgie. Siebenter Band/Erster Teil. Springer, Berlin Heidelberg New York
Milnik V (2012) Elektrophysiologie in der Praxis. Elsevier, München
O´Brien MD (2000) Aids to the examination of the peripheral nervous system. Elsevier Saunders, Edinburgh London New York Oxford

Konservative Therapie

5.1 Allgemeines – 40

5.2 Schmerztherapie – 40
5.2.1 Nichtsteroidale Antirheumatika (NSAR) – 40
5.2.2 Zentral wirksame Analgetika – 41

5.3 Physiotherapie – 42
5.3.1 Zielstellung und Instruktion des Patienten – 42
5.3.2 Bewegungstherapie. – 42
5.3.3 Therapie nach Vojta – 42
5.3.4 Massage – 43
5.3.5 Kälte- und Wärmeanwendung – 43
5.3.6 Elektrotherapie – 44

5.4 Psychotherapie – 45

Literatur – 46

Die konservative Therapie bei degenerativen HWS-Erkrankungen zielt primär auf eine Schmerzlinderung. Hierbei werden nichtsteroidale Antirheumatika (NSAR), ggf. in Kombination mit zentral wirksamen Analgetika, eingesetzt. Bei der Physiotherapie stehen in der Akutphase passive Maßnahmen im Vordergrund, in der subakuten und Rehabilitationsphase (nach oder auch ohne Operation) werden zusätzlich aktive Übungen angewandt. Zu den physikalischen Therapieoptionen zählen Massagen, Kälte- und Wärmeanwendungen sowie Elektrotherapie. Psychotherapie kann insbesondere bei chronifizierten Beschwerden ohne objektivierbares pathomorphologisches Substrat indiziert sein.

5.1 Allgemeines

Bei kurzfristig aufgetretener Zervikobrachialgie (Nacken-Schulter-Arm-Schmerz) mit fehlenden oder diskreten neurologischen Defiziten ist zunächst ein konservativer Therapieversuch für 6 bis 8 Wochen angezeigt. Gleiches gilt für länger andauernde Schmerzen bei fehlendem morphologischen Substrat in den bildgebenden Untersuchungen. Der Patient muss bei der konservativen Therapie darüber informiert werden, dass bei Auftreten bzw. Progredienz von Paresen eine umgehende Wiedervorstellung und ggf. Operation notwendig ist.

Die konservative Therapie beinhaltet eine multimodale Schmerztherapie und Physiotherapie sowie bei psychosomatischen Beschwerden oder chronifizierten Schmerzen gelegentlich auch eine begleitende Psychotherapie. Die primäre Aufgabe der konservativen Behandlung ist die Analgesie, insbesondere in der akuten Schmerzphase. Daher stehen bei den physiotherapeutischen Verfahren, solche mit schmerzlinderndem Effekt im Vordergrund (Massage, Traktion, manuelle Therapiemaßnahmen, Wärme- oder Kälteapplikation, Elektrotherapie; ► Abschn. 5.3). In der subakuten und Rehabilitationsphase kann der Fokus der Behandlung dann mehr auf eine aktive Bewegungstherapie zur muskulären Stabilisierung verschoben werden.

Die beste Prognose hat ein konservativer Behandlungsversuch beim Soft-Disc-Prolaps, da hier aufgrund des morphologischen Befundes die besten Chancen bestehen, dass sich die schmerzverursachende Kompression nervaler Strukturen im Zeitverlauf zurückbildet.

5.2 Schmerztherapie

5.2.1 Nichtsteroidale Antirheumatika (NSAR)

NSAR sind die Medikamente der ersten Wahl zur symptomatischen Schmerztherapie bei vertebragenen Beschwerden. Ihr Wirkprinzip besteht in einer Hemmung der Zyklooxygenase im Prostaglandinstoffwechsel (Kellner 2005). Die am häufigsten eingesetzten Wirkstoffe sind derzeit Diclofenac und Ibuprofen.

Tab. 5.1 Stufenschema der WHO zur medikamentösen Schmerztherapie (Diener 2005).

Stufe	Substanzen	Beispiele
1	Nichtopioidanalgetika	NSAR, Metamizol, Paracetamol
2	Nichtopioidanalgetika und schwache Opioide	Tramadol, Tilidin
3	Nichtopioidanalgetika und starke Opioide	Morphin, Oxycodon, Fentanyl

Diclofenac ist ein Arylessigsäurederivat und besitzt antiphlogistische, analgetische und antipyretische Wirkungen. Die Plasmahalbwertszeit liegt bei 1–2 h, die Ausscheidung erfolgt überwiegend renal (Offermanns 2012).

Ibuprofen ist ein Arylpropionsäurederivat und hat vergleichbare Wirkungen wie Diclofenac. Die Plasmahalbwertszeit liegt bei etwa 2 h (Offermanns 2012).

Bei längerer Einnahme sollte zur Vermeidung gastrointestinaler Nebenwirkungen ein Protonenpumpeninhibitor (z. B. Pantoprazol) appliziert werden.

Neben der systemischen Gabe ist bei überwiegenden Lokalbeschwerden (Nackenschmerzen) unter Umständen eine lokale Anwendung von NSAR sinnvoll.

Die WHO empfiehlt ein dreistufiges Schema zur medikamentösen Schmerztherapie (Diener 2005), wobei für Stufe 1 die alleinige Gabe von NSAR vorgeschlagen wird. Gegebenenfalls sind diese mit schwachen Opioiden (Stufe 2) oder starken Opioiden (Stufe 3) zu kombinieren (Tab. 5.1).

5.2.2 Zentral wirksame Analgetika

Ist die alleinige Gabe von NSAR für eine adäquate Schmerzlinderung nicht ausreichend, sollte die zusätzliche Applikation eines zentral wirksamen Analgetikums in Erwägung gezogen werden. Entsprechend dem WHO-Stufenschema (Tab. 5.1) wird in der klinischen Praxis hier am häufigsten das Opioid Tramadol eingesetzt. Dieses wird beim sogenannten Würzburger Schmerzperfusor mit Metamizol und optional mit Dexamethason intravenös appliziert. Hierunter sind in der Regel auch heftige Zervikobrachialgien beherrschbar.

Bei chronisch schmerzgeplagten Patienten, bei denen keine operative Option besteht, ist unter Umständen die Behandlung mit Morphin-Pflastern erforderlich. Eine multimodale Schmerztherapie in chronifizierten Fällen sollte idealerweise durch Schmerztherapeuten begleitet werden.

5.3 Physiotherapie

5.3.1 Zielstellung und Instruktion des Patienten

Ein wichtiges Prinzip der Physiotherapie besteht darin, den Patienten zu instruieren, wie das Bewegungsverhalten im Alltag verbessert werden kann, um Fehlhaltungen und Fehlbelastungen zu vermeiden. Neben der Instruktion sollte eine regelmäßige Kontrolle und Korrektur stattfinden. So erlernt der Patient Selbsthilfestrategien zur Vermeidung des Schmerzes und zur Erhöhung seiner Leistungsfähigkeit. Ein weiterer Schritt ist die Instruktion des Patienten zur selbstständigen Durchführung von Heimübungen. Um eine adäquate Compliance zu erzielen, sollte die Anzahl und Komplexität der Übungen für den Patienten überschaubar sein.

Als Beispiel sei die subokzipitale Selbstmassage der Muskulatur genannt. Hierbei stützt der Patient im Sitzen den Kopf zur Entlastung auf eine Hand auf und massiert mit der anderen Hand subokzipital. Durch die Eigenmassage der Muskulatur schult der Patient die Eigenwahrnehmung (Wiesner 2012).

5.3.2 Bewegungstherapie.

Im Stadium einer akuten Zervikobrachialgie ist eine Bewegungstherapie nicht sinnvoll, hier stehen alle Maßnahmen zur Schmerzlinderung im Vordergrund.

Im subakuten Stadium und während der Rehabilitation nach einer Operation können aktive Maßnahmen, wie z. B. isometrische Spannungsübungen oder achsengerechte und komplexe Bewegungsübungen, die Halsmuskulatur kräftigen. Hat ein zervikaler Diskusprolaps durch die Kompression einer motorischen Radix zu einer Parese eines einzelnen Muskels oder einer Muskelgruppe an der oberen Extremität geführt, kann hier ein gezieltes Auftrainieren der geschwächten Muskulatur erfolgen, zumal Paresen am Arm bzw. an der Hand für den Patienten meist funktionell bedeutsam sind.

Patienten mit zervikaler Myelopathie leiden meist unter einer erheblichen Koordinationsstörung der unteren Extremitäten, daher ist hier in der Rehabilitationsphase eine gezielte Gangschulung erforderlich.

Zu den weiter eingesetzten physiotherapeutischen Methoden zählen die Mobilisation, die Extension und Traktion (Papathanasiu 2012).

5.3.3 Therapie nach Vojta

Diese Behandlung wurde in den 1960er Jahren durch den Neurologen Václav Vojta als physiotherapeutische Therapie bei Störungen des zentralen Nervensystems und des Haltungs- und Bewegungsapparates entwickelt. Ihr Prinzip beruht auf der Reaktivierung normaler Bewegungsmuster bei Patienten mit neurologisch getriggerten Bewegungsstörungen oder orthopädischen Fehlhaltungen (Vojta 2007). Primär wurde die Vojta-Therapie für die Behandlung von Säuglingen und Kindern entwickelt, mittlerweile findet sie auch in der Rehabilitation von Erwachsenen Anwendung. Bei der Therapie wird in einer definierten Ausgangsposition gezielt Druck auf eine bestimmte Körperzone ausgeübt, wodurch reflektorisch unwillkürliche Bewegungsmuster ausgelöst werden. Durch die Anpassung der Auslösungszonen wird die Behandlung mit dem Therapieziel des jeweiligen Patienten abgestimmt.

5.3.4 Massage

Patienten mit degenerativer Erkrankung der Halswirbelsäule beschreiben nach einer Massage oft einen eher kurzfristigen positiven Effekt, im Sinne einer lokalen Schmerzlinderung. Trotz der eher kurzen Wirkdauer der Massage ist es sinnvoll, den Kreislauf aus Muskelverspannung und Schmerz wiederholt zu unterbrechen. Myogelosen, also lokale Tonuserhöhungen der Nackenmuskulatur, sind eine typische Indikation zur klassischen Massagetherapie.

Da die autochthone und die allochthone Rückenmuskulatur ein komplexes Gesamtsystem bilden, findet die Massage der Zervikalregion in der Regel im Rahmen einer Massage des gesamten Rückens statt.

Diese wird von einer Flachhandstreichung eingeleitet, welche mit kreisförmigen Streichungen, Querstreichungen, Hand-über-Hand-Streichungen oder dem Harkengriff kombiniert wird. Letzterer stellt eine Kombination aus Streichung durch Aufwärtsbewegung der Knöchel und Reibung durch Abwärtsbewegung mit den Fingerkuppen dar. Je nach Tastbefund werden Friktionen, Unterhautfaszienstrich oder Hauttechniken in die Massage einbezogen (Junker 2007). Spezifisch für die Zervikalregion kommen Ausstreichungen und kreisförmige Streichungen im Nackenbereich, Querknetungen des Trapeziusrandes, Längsknetungen der Streckermuskulatur und Reibungen des M. supraspinatus zur Anwendung (Kolster 2010).

5.3.5 Kälte- und Wärmeanwendung

Kälte- oder Wärmeanwendung dienen bei degenerativen Halswirbelsäulenerkrankungen hauptsächlich der Schmerzlinderung. Ihre jeweilige Wirksamkeit muss bei jedem Patienten individuell erprobt werden. Bei großflächiger Wärmeanwendung müssen, insbesondere bei älteren Patienten, vorhandene Herz-Kreislauf-Erkrankungen unbedingt berücksichtigt werden.

Kälte findet typischerweise in Form von wiederholten kurzen (einige Sekunden bis 1 min andauernden) Bädern Anwendung, deren Temperatur unter 20°C beträgt (Uehleke 2012). Das Wirkprinzip der Schmerzlinderung beruht auf der reaktiven Hyperämie nach Kälteapplikation.

Eine mögliche Form der Wärmeanwendung ist die Applikation von Fango-Packungen, hierbei wird der Mineralschlamm (Peloid) auf 45–50°C erwärmt und danach auf den Rücken aufgetragen. Die Behandlungsdauer beträgt ca. 30 min. Als biochemische Wirkung von Peloiden konnte u. a. eine Hemmung der Prostaglandin- und Leukotriensynthese nachgewiesen werden (Uehleke 2012), welche den schmerzlindernden Effekt dieser Anwendungen erklärt. Analgetisch wirkt außerdem die Applikation von vasodilatativen Salben, welche beim Patienten ein subjektives Wärmegefühl erzeugen.

5.3.6 Elektrotherapie

Das am häufigsten angewandte elektrotherapeutische Verfahren zur Behandlung von Nackenschmerzen und Myogelosen ist die transkutane elektrische Nervenstimulation (TENS). Sie kann sowohl vom Therapeuten als auch vom Patienten selbst durchgeführt werden (Junker 2007). Durch die aktive Auseinandersetzung mit seinen Beschwerden kann die Schmerzverarbeitung des Patienten verbessert werden.

Für die einzelnen Formen des vertebragenen Schmerzes gibt es verschiedene empirische Setups für Elektrodenplatzierung und Impulsart (Hankemeier u. Krizanits-Weine 2010). Diffuse vertebragene Schmerzen ohne radikuläre Symptome sprechen gut auf gerichtete Gleichstromimpulse an, wobei der Frequenzbereich bei 30–150 Hz liegt. Die Stimulationselektroden werden paravertebral kranial und kaudal des Schmerzareals angebracht. Die durch TENS induzierten Parästhesien sollen die bestehenden Schmerzen während der Therapie überdecken. Bei radikulären Schmerzen wird ebenfalls mit Impulsen von 30–150 Hz gearbeitet. Die Kathode soll wirbelsäulennah und die Anode wirbelsäulenfern liegen. Auch hier soll der Stimulationsreiz den Schmerz überdecken. Alternativ kann eine niederfrequente Stimulation mit 0,5–5 Hz im Burst-Modus erfolgen. Die Anode liegt wirbelsäulennah und die Kathode peripher. Es werden mit dieser Methode Muskelkontraktionen getriggert, die die Schmerzen proportional zu ihrer Intensität lindern. Pseudoradikuläre Schmerzen werden mit einer hochfrequenten Stimulation über der auslösenden Struktur behandelt, wobei sich unter der Stimulation die paravertebrale Muskulatur nicht kontrahieren soll (Hankemeier u. Krizanits-Weine 2010).

Die TENS als analgetisches Verfahren bildet somit eine Schnittstelle zwischen physikalischer Therapie und Schmerztherapie, da bei erfolgreicher TENS-Behandlung der Analgetikabedarf reduziert werden kann.

Ein neuerer Trend in der Rehabilitationsmedizin ist der Einsatz der Elektromyostimulation (EMS), welcher in Kombination mit koordinierten Bewegungsabläufen zu einem Muskelaufbau führt (Bezerra 2011).

5.4 Psychotherapie

Bei vertebragenen Beschwerden ergeben sich in zwei Situationen Ansatzpunkte für eine psychotherapeutische Mit- und Weiterbehandlung.

Zum einen müssen bei Patienten mit klinischen Beschwerden, aber ohne morphologisches Substrat in den bildgebenden Untersuchungen, psychosomatische Ursachen ausgeschlossen bzw. adäquat behandelt werden, und zwar dann, wenn psychosoziale Faktoren aufrechterhaltende Bedingungen des Schmerzes sind (Kröner-Herwig 2011).

Zum anderen benötigen Patienten mit therapieresistenten chronifizierten Schmerzen, trotz konservativer bzw. operativer Therapie, unter Umständen eine entsprechende psychotherapeutische Mitbetreuung, da der chronische Schmerzzustand zur Einengung der Lebensperspektive und zu andauernder Resignation führen kann. Einige wichtige Risikofaktoren für einen chronischen Verlauf sind:

- fixierte Vorstellung über den Behandlungsverlauf,
- erhöhte Aufmerksamkeit für körperliche Symptome,
- Medikamentenabusus,
- überprotektiver Partner,
- Unzufriedenheit am Arbeitsplatz,
- Überzeugung, dass nur eine somatische Behandlung Besserung bringt,
- Unzufriedenheit über vorhergehende Behandlung (Pfingsten 2011).

Ein möglicher Behandlungsansatz ist die kognitive Verhaltenstherapie. Hierbei werden zunächst über eine Situationsanalyse Stressoren bzw. schmerzauslösende Situationen identifiziert und die vom Patienten entwickelten Verhaltensmuster analysiert. Danach müssen Änderungsziele definiert und praktikable Schritte zum Erreichen dieser Ziele erarbeitet werden (Pfingsten 2011). Ein alternatives Verfahren ist die tiefenpsychologisch fundierte Psychotherapie, hier liegt der Fokus auf der Analyse von unbewussten oder verdrängten Konflikten aus der Vergangenheit.

Literatur

Bezerra P, Zhou S, Crowley Z et al. (2011) Effects of electromyostimulation on knee extensors and flexors strength and steadiness in older adults. J Mot Beahv 43(5):413–421

Diener HC (2005) Neurologische Erkrankungen. In: Wehling M (Hrsg) Klinische Pharmakologie. Thieme, Stuttgart

Hankemeier UB, Krizanits-Weine FH (2010) Vertebragene Schmerzen. In: Pothmann R (Hrsg) TENS: Transkutane elektrische Nervenstimulation in der Schmerztherapie. Hippokrates, Stuttgart, S34–38

Junker HO (2007) Massage. In: Hüter-Becker A, Dölken M (Hrsg) Physikalische Therapie, Massage, Elektrotherapie und Lymphdrainage. Thieme, Stuttgart

Kellner H (2005) Entzündlich-rheumatische Erkrankungen. In: Wehling M (Hrsg) Klinische Pharmakologie. Thieme, Stuttgart

Kolster BC (2010) Massage: Klassische Massage, Querfriktionen, Funktionsmassage. Springer, Heidelberg Berlin

Kröner-Herwig B (2011) Schmerz als biopsychosoziales Phänomen – eine Einführung. In: Kröner-Herwig B, Frettlöh J, Klinger R, Nilges P (Hrsg) Schmerzpsychotherapie: Grundlagen – Diagnostik – Krankheitsbilder – Behandlung. Springer, Berlin, Heidelberg

Offermanns S (2012) Antiphlogistika und Antiallergika. In: Freissmuth M, Offermanns S, Böhm S (Hrsg) Pharmakologie und Toxikologie: Von den molekularen Grundlagen zur Pharmakotherapie. Springer Medizin, Heidelberg

Papathanasiu A, Schüle K (2012) Krankengymnastik (Physiotherapie). In: Beer AM, Adler M (Hrsg) Leitfaden Naturheilverfahren für die ärztliche Praxis. Urban und Fischer, München

Pfingsten M, Hildebrandt J (2011a) Rückenschmerzen. In: Kröner-Herwig B, Frettlöh J, Klinger R et al.(Hrsg) Schmerzpsychotherapie: Grundlagen – Diagnostik – Krankheitsbilder – Behandlung. Springer, Berlin, Heidelberg

Pfingsten M, Korb J, Hasenbring M (2011b) Psychologische Mechanismen der Chronifizierung – Konsequenzen für die Prävention. In: Kröner-Herwig B, Frettlöh J, Klinger R et al. (Hrsg) Schmerzpsychotherapie: Grundlagen – Diagnostik – Krankheitsbilder – Behandlung. Springer, Berlin Heidelberg

Uehleke B (2012) Bädertherapie. In: Beer AM, Adler M (Hrsg) Leitfaden Naturheilverfahren für die ärztliche Praxis. Urban und Fischer, München

Vojta V, Peters A (2007) Das Vojta-Prinzip: Muskelspiele in Reflexfortbewegung und motorischer Ontogenese. Springer, Berlin Heidelberg

Wiesner R (2012) Übungen in der Physiotherapie. Thieme, Stuttgart

Auswahl des operativen Zugangsweges

6.1 Anteriorer Zugang – 48

6.2 Posteriorer Zugang – 49

6.3 Kombinierter Zugang – 50

Literatur – 52

In den meisten Fällen degenerativer HWS-Erkrankungen liegt eine Kompression nervaler Strukturen von ventral vor, somit wird am häufigsten der anteriore Zugang angewandt. Der posteriore Zugang eignet sich für Situationen mit ligamentärer Hypertrophie und raumfordernder Facettengelenksarthrose sowie für ältere Patienten mit knöcherner Spontanfusion im Bereich der Zwischenwirbelräume, wobei eine Lordosierung der HWS eine notwendige Voraussetzung für den Zugang von dorsal ist. Kombinierte Eingriffe sind indiziert bei Korpektomien von mehr als zwei Wirbelkörpern sowie beim Vorliegen metabolischer Erkrankungen, die mit einer verminderten Knochenqualität einhergehen (z. B. Osteoporose, Diabetes mellitus, Niereninsuffizienz), hierbei ggf. auch Korpektomien in ein oder zwei Höhen.

6.1 Anteriorer Zugang

Die anteriore Dekompression und Fusion ist die häufigste Prozedur zur chirurgischen Behandlung einer zervikalen Radikulopathie und Myelopathie, da die raumfordernde Pathologie zumeist von den Bandscheiben, dem hinteren Längsband und/oder den Wirbelkörpern ausgeht, also ventral des Myelons liegt. Eine Korpektomie ist dann indiziert, wenn bei einer multisegmentalen Spinalkanalstenose eine konfluente, weit über das Bandscheibensegment hinausgehende Enge an der Rückseite der Wirbelkörper vorliegt (Medow 2006; König 2013). Zur OP-Technik ▶ Abschn. 8.1 und ▶ Abschn. 8.2.

Insbesondere nach Korpektomie(n) ist neben der Dekompression der nervalen Strukturen das Wiedererlangen der sagittalen Balance und Lordose der Halswirbelsäule ein weiteres Ziel der Operation (Park 2012). Dies wird durch die Auswahl eines adäquaten Wirbelkörperersatzes und einer entsprechenden Biegung der Platte erreicht (▶ Kap. 7). Hussain (2013) konnte in einem Finite-Elemente-Modell zeigen, dass die Range of Motion sowie die Belastung für Diskus und Facettengelenke in benachbarten Segmenten am geringsten nach anteriorer Instrumentierung sind, gefolgt von posteriorer und kombinierter Fusion.

Diese biomechanischen Belastungen werden als ursächlich für eine beschleunigte Anschlussdegeneration der Nachbarsegmente nach einer Instrumentierung angesehen (Kepler 2012). Somit ist der anteriore Zugang aus biomechanischer Sicht zur Behandlung einer zervikalen Radikulopathie oder Myelopathie zu bevorzugen. Dieser Befund ist für die klinische Situation von Vorteil, da sich bei den meisten Patienten eine osteoligamentäre Raumforderung von vorne auf Myelon und Radizes findet (◘ Abb. 6.1).

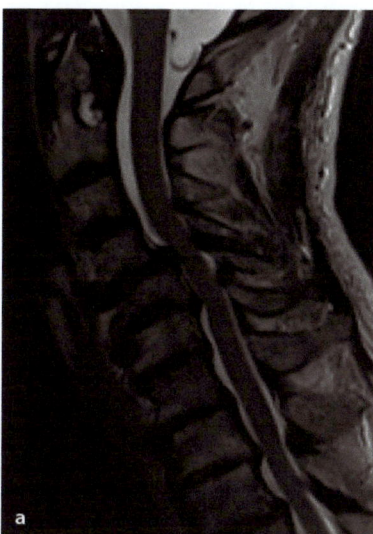 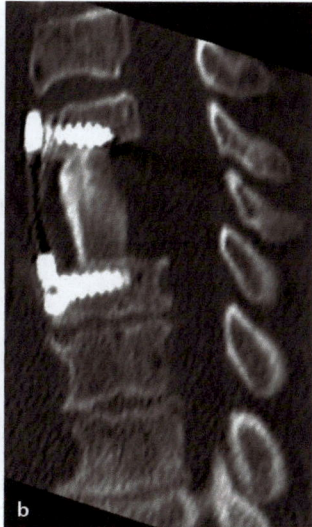

Abb. 6.1a,b Osteoligamentäre Spinalkanalstenose HW3 bis HW5 bei 66-jähriger Patientin, sagittales MRT (**a**). Korpektomie HW4 zur Dekompression und Wirbelkörperersatz mit einem autologen Knochentransplantat vom Beckenkamm sowie ventrale Plattenosteosynthese (System Skyline, Synthes, Umkirch, Deutschland), sagittales CT (**b**)

6.2 Posteriorer Zugang

Für Patienten mit überwiegender Myelonkompression von dorsal stehen als operative Verfahren grundsätzlich eine Laminektomie mit Massa-lateralis-Fusion (◘ Abb. 6.2) oder eine Open-Door-Laminoplastie (◘ Abb. 6.3) zur Verfügung (zur OP-Technik ▶ Abschn. 8.3, ▶ Abschn. 8.4). Es konnte gezeigt werden, dass das neurologische Outcome für beide Verfahren gleich ist, jedoch ist die Reduktion der Nackenschmerzen nach Laminektomie und Fusion verglichen mit der Laminoplastie signifikant besser (Highsmith 2011).

Die Vorteile der Open-Door-Laminoplastie sind eine Erhaltung der Beweglichkeit der HWS und, insbesondere bei älteren Patienten mit Osteoporose, ein deutlich reduziertes Risiko für ein Ausbrechen der Osteosynthese aus dem Knochen oder eine Morbidität durch Schraubenfehllage.

Posteriore Verfahren erfordern eine lordotische Konfiguration der Halswirbelsäule. Fixierte kyphotische Fehlstellungen sind eine Kontraindikation für einen dorsalen Zugang. Bei ausgeprägter Osteoporose, welche mit der Gefahr einer Sinterung nach Wirbelkörperersatz einhergeht, kann eine posteriore Prozedur günstiger sein (Komotar 2006). Eine weitere Indikation zur dorsalen Dekompression ergibt sich, wenn bei älteren Patienten der Diskus aufgebraucht ist und eine spontane Fusion von zwei benachbarten Wirbelkörpern stattgefunden hat.

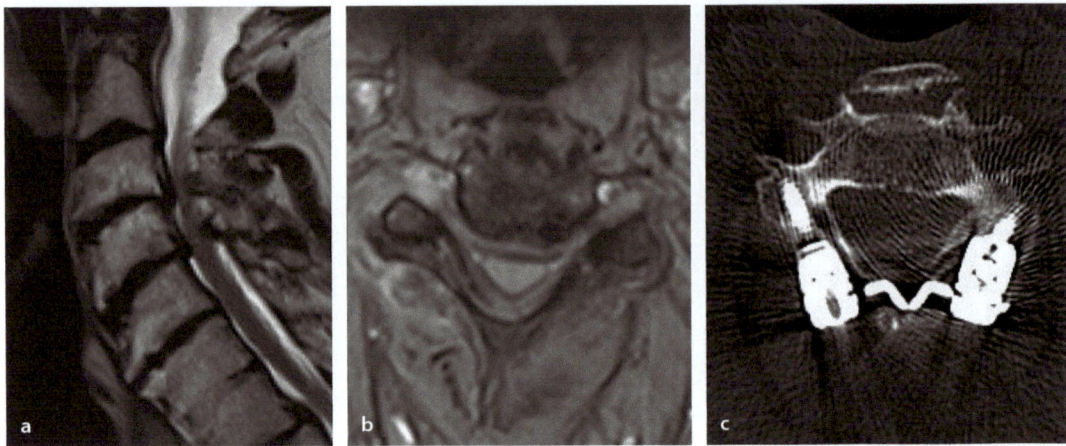

Abb. 6.2a–c Osteoligamentäre Spinalkanalstenose in den Segmenten HW3/4 und HW4/5 mit überwiegender Raumforderung von dorsal, sagittales (**a**) und axiales MRT (**b**). Indikation zum posterioren Zugang mit Dekompression und Fusion (System Snapse, Fa. DePuy/Synthes), postoperatives axiales CT (**c**)

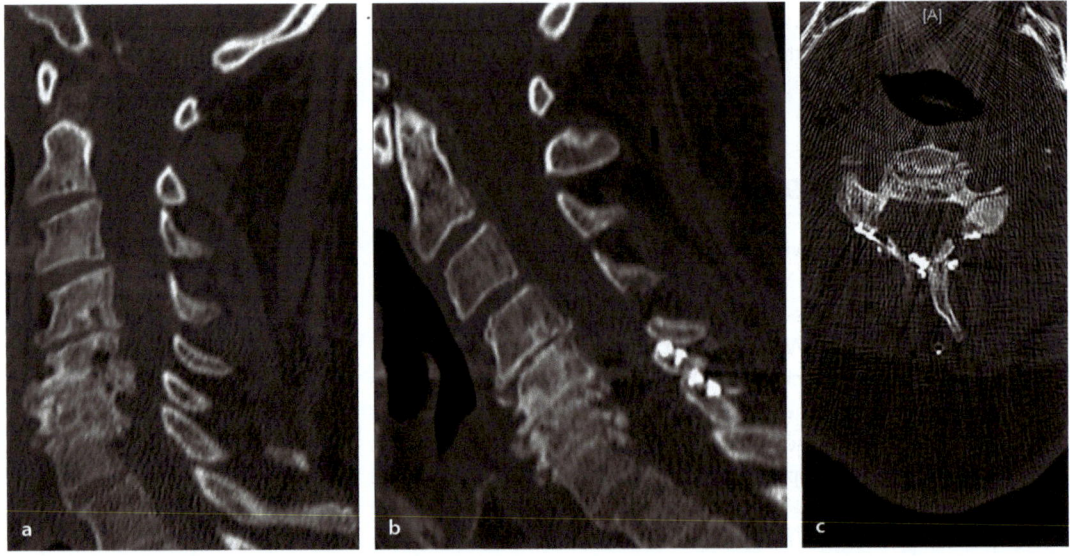

Abb. 6.3a–c CT-Aufnahmen eines 83-jährigen Patienten mit osteoligamentärer Spinalkanalstenose in den Segmenten HW4/5, HW5/6 und HW6/7, sagittal (**a**). Die partielle Spontanfusion der HWK 5, 6 und 7 würde ein ventrales Vorgehen sehr erschweren, deshalb Erweiterung des Spinalkanals mittels Open-Door-Laminoplastie, postoperativ sagittal (**b**) und axial (**c**)

6.3 Kombinierter Zugang

Für Patienten mit ausgeprägter Kyphose und/oder Nachweis einer segmentalen Instabilität (Abb. 6.4, Abb. 6.5) im Rahmen der degenerativen Veränderungen ist eine dorsoventrale Dekompression und Stabilisierung indiziert, üblicherweise als einzeitiger Eingriff.

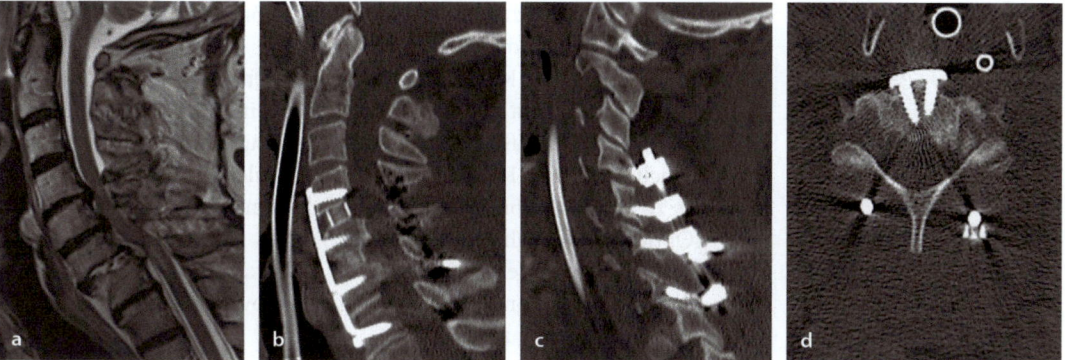

Abb. 6.4a–d Osteoligamentäre Spinalkanalstenose jeweils durch Hard-Disc-Prolaps in den Segmenten HW4/5 und HW5/6 sowie traumatisch bedingte Instabilität bei HW6/7, sagittales MRT (**a**). Zustand nach dorsoventraler Stabilisierung (Systeme Skyline und Synapse), sagittales (**b, c**) und axiales CT (**d**)

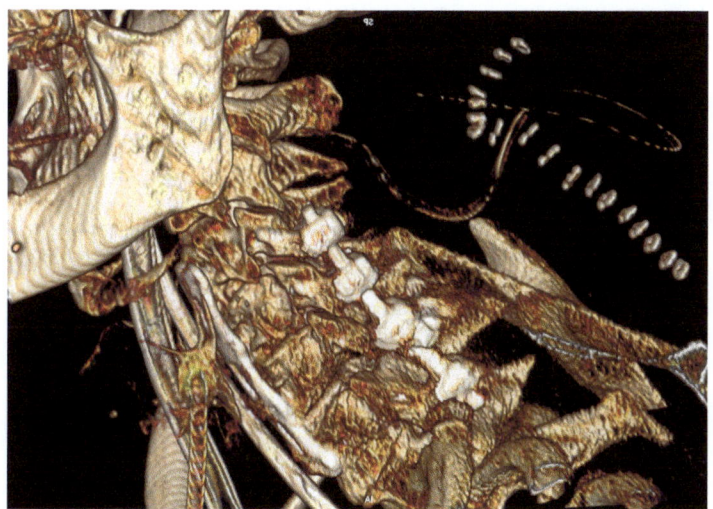

Abb. 6.5 Postoperatives CT in 3D-Rekonstruktion desselben Patienten, wie in Abb. 6.4. Nachweis der korrekten Implantatlage bei Status nach anteriorer Verplattung und posteriorer Fixation von HW4 bis HW7

Darüber hinaus ist ein kombiniertes Vorgehen bei Patienten mit Komorbiditäten, die die Knochenqualität beeinflussen wie z. B. Nikotinabusus, Diabetes mellitus, rheumatoide Arthritis oder dialysepflichtige Niereninsuffizienz, indiziert (Kim 2006; König 2013; König 2014).

Da ein Ersatz von mehr als zwei Wirbelkörpern bei alleiniger ventraler Instrumentierung eine erhöhte Versagensrate aufweist, ist in diesen Fällen ein kombinierter Eingriff sinnvoll (Kim 2006).

Insgesamt sind langstreckige, dorsoventrale Versorgungen der HWS als vergleichsweise morbiditätsträchtige Operationen anzusehen, da sich die jeweiligen Risiken von anteriorem und posteriorem Zugang addieren (▶ Kap. 10).

Als mögliche Komplikationen zu nennen, wären hier u. a. die Rekurrensparese mit persistierender Heiserkeit und Dysphagie, lebensbedrohliche Gefäßläsionen sowie Verletzungen von Ösophagus oder Trachea mit dem Risiko einer potentiell letalen Mediastinitis. Kommt es zu einem Ausbruch der Osteosynthese(n), sind weitere operative Optionen oft nicht vorhanden, ggf. bleibt nur die Möglichkeit der externen Stabilisierung durch einen Halofixateur. Daraus ergibt sich, dass die Indikation zur langstreckigen dorsoventralen operativen Versorgungen streng zu stellen ist.

Literatur

Highsmith JM, Dhall SS, Haid RW et al. (2011) Treatment of cervical stenotic myelopathy: a cost and outcome comparison of laminoplasty versus laminectomy and lateral mass fusion. J Neurosurg Spine 14(5):619–625

Hussain M, Nassr A, Natarajan RN et al. (2013) Biomechanics of adjacent segments after a multilevel cervical corpectomy using anterior, posterior, and combined anterior-posterior instrumentation techniques: a finite element model study. Spine J 13(6):689–696

Kepler CK, Hilibrand AS (2012) Management of adjacent segment disease after cervical spinal fusion. Orthop Clin North Am 43(1):53–62, viii

Kim PK, Alexander JT (2006) Indications for circumferential surgery for cervical spondylotic myelopathy. Spine J 6(6 Suppl):299S–307S

Komotar RJ, Mocco J, Kaiser MG (2006) Surgical management of cervical myelopathy: indications and techniques for laminectomy and fusion. Spine J 6(6 Suppl):252S–267S

König SA, Ranguis S, Spetzger U (2013) Management of Complex Cervical Instability. J Neurol Surg A Cent Eur Neurosurg DOI: 10.1055/s–0033–1345095

König SA, Spetzger U (2014) Surgical management of cervical spondylotic myelopathy – indications for anterior, posterior or combined procedures for decompression and stabilisation. Acta Neurochir 156(2):253–258

Medow JE, Trost G, Sandin J (2006) Surgical management of cervical myelopathy: indications and techniques for surgical corpectomy. Spine J 6(6 Suppl):233S–241S

Park SB, Jahng TA, Chung CK (2012) Remodeling of adjacent spinal alignments following cervical arthroplasty and anterior discectomy and fusion. Eur Spine J 21(2):322–327

Auswahl des Implantats

7.1	Diskusersatz – 54	
7.1.1	Diskusprothesen – 54	
7.1.2	Intervertebrale Cages – 59	
7.1.3	Intermediäre Lösung – 59	
7.1.4	Hybrid-Lösung – 60	
7.1.5	Polymethylmethacrylat (PMMA) – 61	
7.1.6	Autologer Beckenkammspan und ventrale Plattenosteosynthese – 64	
7.1.7	Mittels Schrauben fixierbarer Cage – 64	
7.1.8	Klinischer Fall: Indikation zur Implantation einer Diskusprothese – 65	
7.1.9	Klinischer Fall: Indikation zur Implantation eines Cages – 67	
7.2	Wirbelkörperersatz und ventrale Plattenosteosynthese – 69	
7.2.1	Wirbelkörperersatz – 69	
7.2.2	Ventrale Plattenosteosynthese – 72	
7.2.3	Klinischer Fall: Indikation zu Wirbelkörperersatz und ventraler Plattenosteosynthese – 76	
7.3	Dorsale Spondylodese – 77	
7.3.1	Implantate – 77	
7.3.2	Klinischer Fall: Indikation zur Laminektomie und dorsalen Spondylodese – 78	
7.4	Open-Door-Laminoplastie – 80	
7.4.1	Implantate – 80	
7.4.2	Klinischer Fall: Indikation zur Open-Door-Laminoplastie – 80	
	Literatur – 81	

Für jüngere Patienten mit Soft-Disc-Prolaps, wenig Osteochondrose und gut erhaltener Beweglichkeit im betroffenen Segment kann die Indikation zur Implantation einer voll beweglichen Diskusprothese gestellt werden. Bei älteren Patienten mit Hard-Disc-Prolaps, deutlicher Osteochondrose und aufgehobener Beweglichkeit im betroffenen Segment wird üblicherweise ein intervertebraler Cage implantiert. Für den zervikalen Wirbelkörperersatz ist nach wie vor der Einsatz eines autologen Beckenkammspans der Goldstandard. Ventrale Verplattungssysteme bieten mittlerweile selbstbohrende Schrauben und Hilfsinstrumente zur korrekten Angulierung der Schrauben. Dorsale Fixationssysteme sind anwenderfreundlicher geworden, so lassen sich z. B. durch polyaxiale Schraubenköpfe die Verbindungsstäbe einfacher einsetzen. Für Open-Door-Laminoplastien werden häufig Mikrofixationssets aus der kraniellen Chirurgie verwendet.

7.1 Diskusersatz

7.1.1 Diskusprothesen

Ist ein Soft-Disc-Prolaps oder eine osteoligamentäre Spinalkanalstenose in Höhe des Zwischenwirbelraumes für die klinische Symptomatik des Patienten verantwortlich, so können die nervalen Strukturen adäquat über eine Diskektomie dekomprimiert werden. Nach der Diskektomie muss durch ein Implantat zunächst die Höhe des Bandscheibenfachs gehalten werden, um eine ausreichende Höhe der Neuroforamina zu erlangen. Bemerkenswert ist in diesem Zusammenhang, dass bis in die 1980er Jahre an einigen Kliniken nach mikrochirurgischer Diskektomie auf jegliche Bandscheibeninterponate verzichtet wurde und dennoch klinische Ergebnisse erzielt wurden, die mit anderen operativen Verfahren vergleichbar waren (Bertalanffy 1988).

Ein weiteres Ziel, insbesondere bei jüngeren Patienten, ist der Bewegungserhalt des Wirbelsäulensegmentes (Cardoso 2010; Goel 2012; Richards 2012; Svedmark 2011). Des Weiteren wird der Wiederherstellung der physiologischen Lordosierung der Halswirbelsäule nach Implantation von Bandscheibenprothesen zunehmende Beachtung geschenkt (Bryan 2002; Le 2004; Park 2012). Allgemeiner Konsens herrscht darüber, dass das Bewegungsausmaß in den Segmenten HW2/3 und HW7/BW1 derart gering ist, dass eine Prothesenimplantation nicht sinnvoll ist (▶ Tab. 3.1). Das Segment HW3/4 nimmt eine Zwischenstellung ein; hier liegt es im Ermessen des Operateurs, ob die präoperative Beweglichkeit des Segments und das Lebensalter des Patienten eine Protheseninplantation rechtfertigen.

In den letzten Jahren wurde eine Reihe von zervikalen Diskusprothesen entwickelt (◘ Abb. 7.1, ◘ Abb. 7.2, ◘ Abb. 7.3, ◘ Abb. 7.4, ◘ Abb. 7.5). Hauptkriterien für die Interposition dieser relativ kostenintensiven Implantate sind eine gute Beweglichkeit in den prä-

7.1 · Diskusersatz

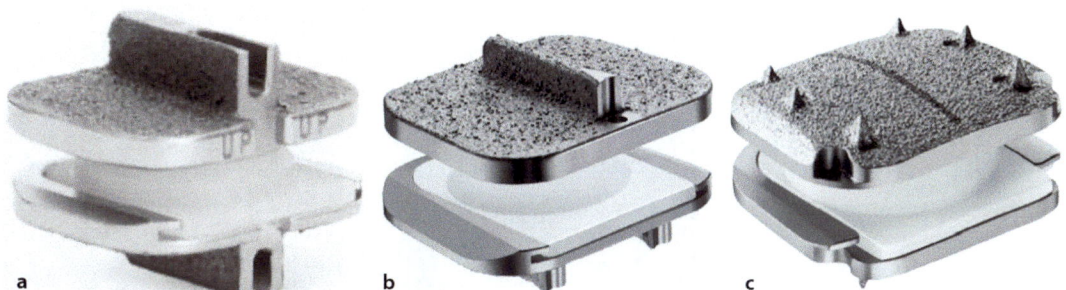

Abb. 7.1a–c Entwicklung der Verankerung von Diskusprothesen in den angrenzenden Wirbelkörpern: Prodisc-C mit relativ grossen Kielen (**a**), Prodisc-C Nova mit verkleinertem Kiel (**b**) und Prodisc-C Vivo mit Pins (**c**). (Mit freundlicher Genehmigung Synthes, Umkirch Deutschland)

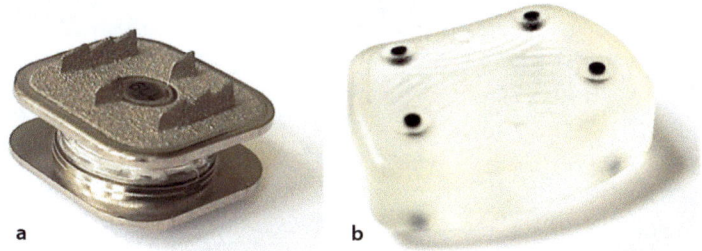

Abb. 7.2a,b Aktuelle Diskusprothesen: Prothese M6C mit Kunststoffkern und -ring sowie Grund- und Deckplatte aus Titan (**a**), Monoblockprothese Cadisc C aus Polyurethan (**b**)

operativen Röntgen-Funktionsaufnahmen und ein biologisches Alter geringer als 55 Jahre. Des Weiteren wird die Ausprägung der Osteochondrose im betroffenen Segment in CT- und MRT-Aufnahmen berücksichtigt.

Einen historischen Überblick über die Entwicklung zervikaler Diskusprothesen gibt ▶ Abschn. 1.2. Das am weitesten verbreitete Modell der ersten Generation von zervikalen Diskusprothesen war die ProDisc-C (Synthes, Umkirch, Deutschland). Hier wurde von vielen Operateuren die schwierige Implantation aufgrund der großen Kiele in Grund- und Deckplatte kritisiert. Dieser Tatsache wurde in der weiteren Entwicklung sowohl vom Hersteller dieser Prothese als auch von anderen Herstellern Rechnung getragen (Abb. 7.1). Teils wurden die Kiele verkleinert, teils wurden die Prothesen mit kleinen Pins oder Zähnen versehen und lediglich bei Distraktion eingebracht, um nach Aufhebung der Distraktion zwischen den Wirbelkörpern zu verklemmen.

Ein gegenwärtig in Europa und den USA häufig verwendetes Implantat ist die M6C-Prothese (Spinal Kinetics, Sunnyvale, Vereinigte Staaten von Amerika; Abb. 7.2a). Sie besteht aus einem Polyurethankern, einem gewebten Faserring aus Polyethylen und Endplatten aus

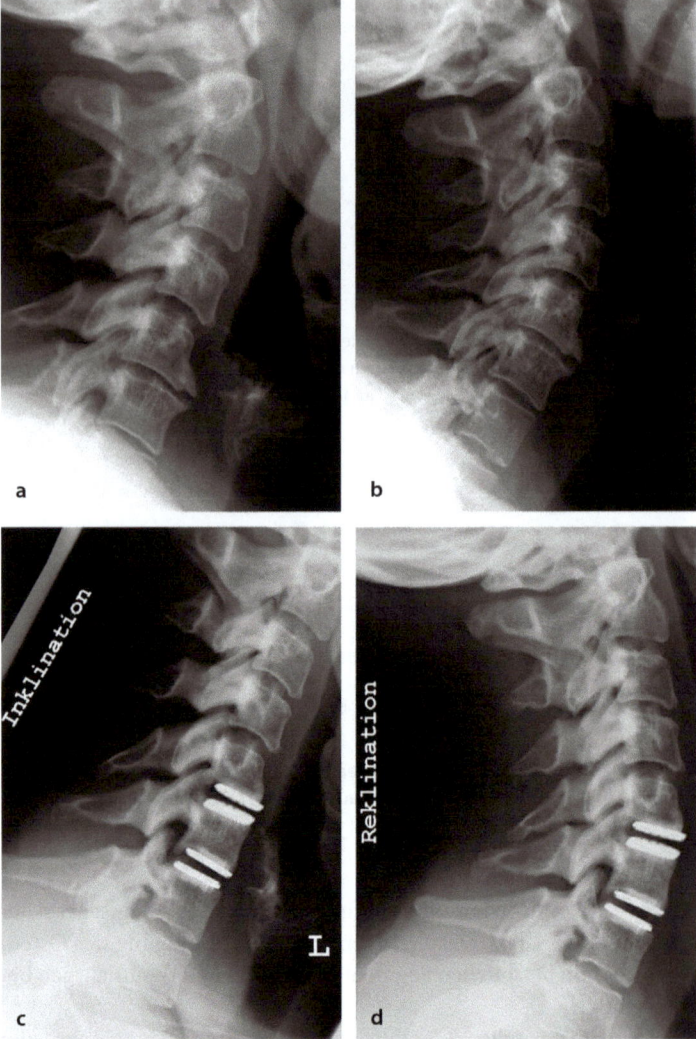

Abb. 7.3a–d Symptomatische Osteochondrose HW5/6 und Diskusprolaps HW6/7 bei 45-jähriger Patientin. In den präoperativen Röntgenfunktionsaufnahmen in Inklination (**a**) und Reklination (**b**) minimale Beweglichkeit in den betroffenen Segmenten. Intraoperativ nach Abtragen der ventralen Spondylophyten deutlich verbesserte Mobilität, daher Implantation von Bandscheibenprothesen M6C (Spinal Kinetics, Sunnyvale, USA) in beiden Segmenten. Postoperative Röntgenfunktionsaufnahmen in Inklination (**c**) und Reklination (**d**)

Titan, die zur festen Verankerung im Knochen Kiele und eine poröse Oberfläche besitzen. Das Handling beim Einbringen der Prothese wird von den Operateuren allgemein als sehr gut eingeschätzt; die Morbidität der Implantation ist sehr gering. Allerdings beträgt die Höhe der Prothese mindestens 6 mm, was nicht ganz den physiologischen Bedingungen, insbesondere an der Vorderseite der Wirbelkörper, entspricht. Hier beträgt die Höhe des Bandscheibenfaches ca.

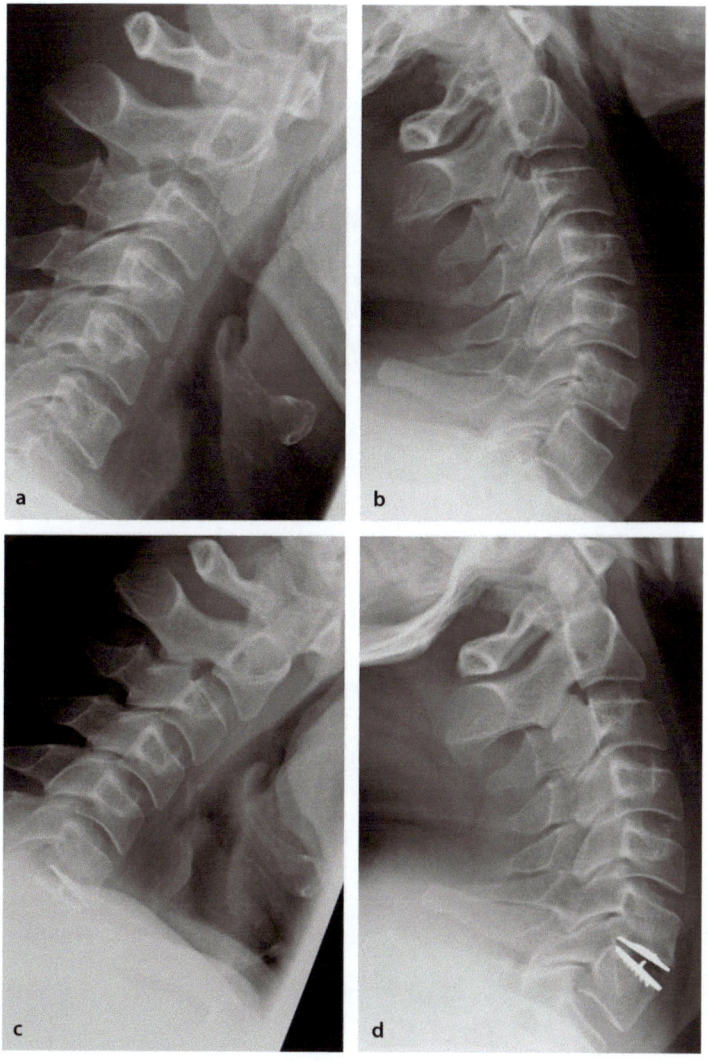

Abb. 7.4a–d Symptomatischer Diskusprolaps HW6/7 bei 42-jährigem Patienten. In den präoperativen Röntgenfunktionsaufnahmen in Inklination (a) und Reklination (b) gute Beweglichkeit im betroffenen Segment, daher Implantation einer Bandscheibenprothese MobiC (LDR Medical, Rosières Près Troyes, Frankreich). Postoperative Röntgenfunktionsaufnahmen in Inklination (c) und Reklination (d)

4 mm (▶ Abschn. 2.1 und ▶ Abb. 2.1). Es besteht daher die Gefahr der Überdistraktion der Facettengelenke, was sich klinisch durch persistierende Nackenschmerzen bemerkbar macht. Des Weiteren wird die segmentale Lordose aufgrund der parallelen Titanplatten der Prothese aufgehoben, was biomechanisch als nachteilig anzusehen ist.

Der normalen anatomischen Form des Bandscheibenfaches, mit einer Wölbung nach kranial in der Mitte der Grundplatte des oberen Wirbelkörpers, tragen die Diskusprothesen der neuesten Generation

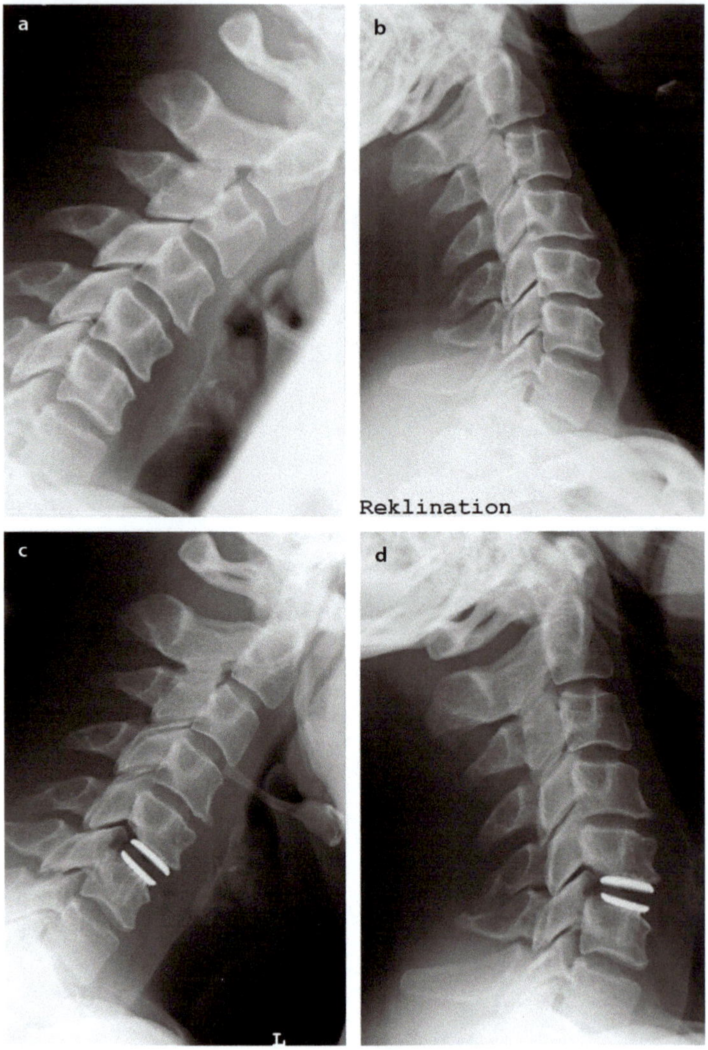

Abb. 7.5a–d Symptomatischer Diskusprolaps HW5/6 bei 46-jähriger Patientin. In den präoperativen Röntgenfunktionsaufnahmen in Inklination (**a**) und Reklination (**b**) gute Beweglichkeit im betroffenen Segment, daher Implantation einer Bandscheibenprothese Freedom Cervical Disc (AxioMed, Garfield Heights, USA). Postoperative Röntgenfunktionsaufnahmen in Inklination (**c**) und Reklination (**d**)

Rechnung. Dazu zählen moderne Monoblockimplantate wie z. B. die Prothese Cadisc C (Ranier, Cambridge, Großbritannien; Abb. 7.2b). Diese besteht aus einem Polycarbonat-Polyurethan-Elastomer-Konstrukt, die minimal verfügbare anteriore Höhe beträgt 4,7 mm. Die biomechanischen Eigenschaften mit 6 Freiheitsgraden und mobilem Center of Rotation sollen laut Hersteller der natürlichen Bandscheibe entsprechen. Allerdings stehen Langzeitergebnisse für dieses Implantat noch aus, von besonderem Interesse wird hierbei die Zuverlässigkeit der Verankerung der Prothese sein.

7.1 · Diskusersatz

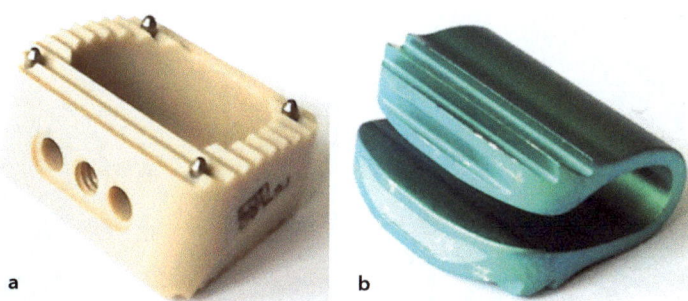

a b

Abb. 7.6a,b Shell-Cage (**a**) aus PEEK-Material mit zentraler Öffnung für osteoinduktives Material zur standardmäßigen zervikalen Fusion. Dynamisches zervikales Implantat DCI (**b**) aus Titan, welches Flexion/Extension in der Sagittalebene ermöglicht.

7.1.2 Intervertebrale Cages

Sind die Kriterien für die Implantation einer Diskusprothese nicht erfüllt, erfolgt die Interposition eines Cages (Abb. 7.6a, Abb. 7.7). Derzeit werden am häufigsten Cages aus Polyetheretherketone (PEEK) verwendet. PEEK hat den Nachteil selbst praktisch keine osseointegrativen Eigenschaften zu besitzen. Um mittelfristig eine sichere Fusion zu erreichen, bieten PEEK-Cages durch zentrale Öffnungen die Möglichkeit, das Implanat mit osteoinduktivem Material, wie beispielsweise Tricalciumphosphat, aufzufüllen. Neben PEEK-Cages sind an zahlreichen Institutionen auch Titan-Cages im Einsatz. Allerdings konnte Chen (2013) in einer prospektiven randomisierten Kontrollstudie zeigen, dass PEEK gegenüber Titan sowohl im Beibehalten der intervertebraler Höhe und der Lordose als auch im klinischen Outcome zu besseren Ergebnissen führt. Ein weiterer Nachteil von Titan-Cages ist die ausgeprägte Artefaktbildung in MRT-Untersuchungen. Von Vorteil sind jedoch die osseointegrativen Eigenschaften von Titan, sofern mit einer entsprechenden mikroporösen Oberfläche hergestellt, da daraus ein besseres Einheilen der Implantate resultiert.

Die Implantation eines Cages ohne ventrale Plattenosteosynthese ist derzeit die häufigste Methode der zervikalen Fusion an europäischen neurochirurgischen Kliniken. Orthopädische Wirbelsäulenchirurgen tendieren hingegen zum Einsatz einer zusätzlichen ventralen Plattenosteosynthese.

7.1.3 Intermediäre Lösung

Neben dem Einsatz von Cages oder Bandscheibenprothesen besteht die Möglichkeit einer Zwischenlösung mit einem dynamischen zervikalen Implantat DCI (Paradigm Spine, Wurmlingen, Deutschland), das lediglich eine Bewegung in der sagittalen Ebene (Inklination und Reklination) ermöglicht (Abb. 7.6b, Abb. 7.8).

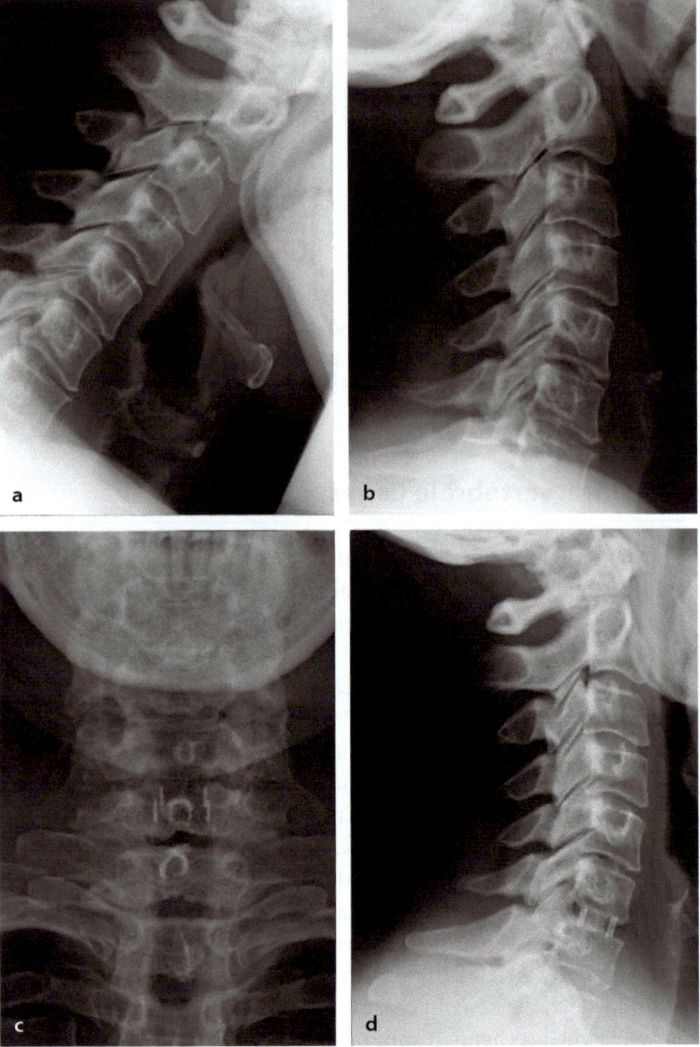

Abb. 7.7a–d Osteochondrose im Segment HW6/7 mit konsekutiver Radikulopathie bei 46-jähriger Patientin. In den präoperativen Röntgenfunktionsaufnahmen in Inklination (**a**) und Reklination (**b**) aufgehobene Beweglichkeit im betroffenen Segment, daher Implantation eines Shell-Cages (Advanced Medical Technologies [amt], Nonnweiler, Deutschland). Postoperative Röntgenkontrollaufnahmen a.-p. (**c**) und seitlich (**d**).

7.1.4 Hybrid-Lösung

Bei bi- und trisegmentalen Versorgungen sind auch sogenannte Hybridlösungen, also eine Kombination von Diskusprothesen und Cages möglich (Abb. 7.9). Hierbei wurden sehr gute klinische und radiologische Ergebnisse erzielt (Barbagallo 2009; Shin 2009; Spetzger 2013).

7.1 · Diskusersatz

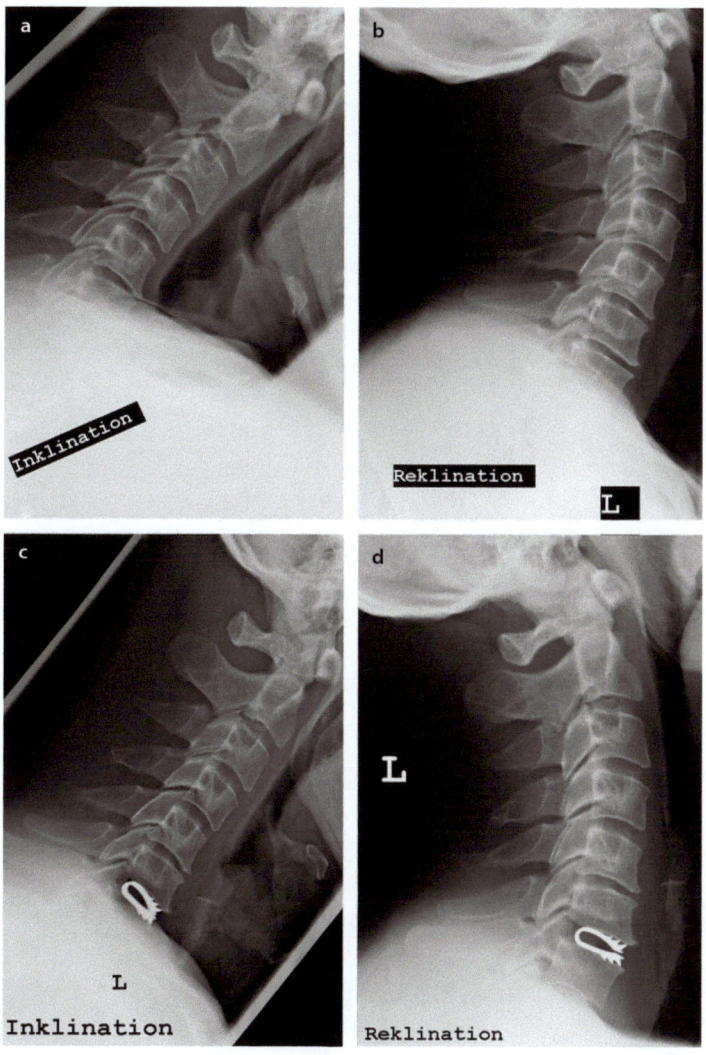

Abb. 7.8a–d Symptomatischer Diskusprolaps HW6/7 bei 45-jährigem Patienten. In den präoperativen Röntgenfunktionsaufnahmen Segment HW6/7 in Inklination nicht beurteilbar (**a**), in Reklination Höhenminderung des Zwischenwirbelraumes, i. S. einer leichten Osteochondrose (**b**). Intraoperativ relativ gute Beweglichkeit des betroffenen Segments, daher Implantation eines dynamischen Bandscheibeninterponats DCI (Paradigm Spine, Wurmlingen, Deutschland) mit Höhe 5 mm in Größe L. Mit einem Cage wäre die Beweglichkeit in der sagittalen Ebene aufgehoben worden. Für die Implantation einer Vollprothese war intraoperativ die Höhe des Zwischenwirbelraums nicht ausreichend. Postoperative Röntgenfunktionsaufnahmen in Inklination (**c**) und Reklination (**d**).

7.1.5 Polymethylmethacrylat (PMMA)

In den letzten ca. 30 Jahren sind zahlreiche zervikale Fusionen nach Diskektomie mittels PMMA durchgeführt worden, so auch an der Institution der Autoren. Erste experimentelle und klinische Evaluationen der PMMA-Interposition wurden von Roosen (1982) veröffentlicht.

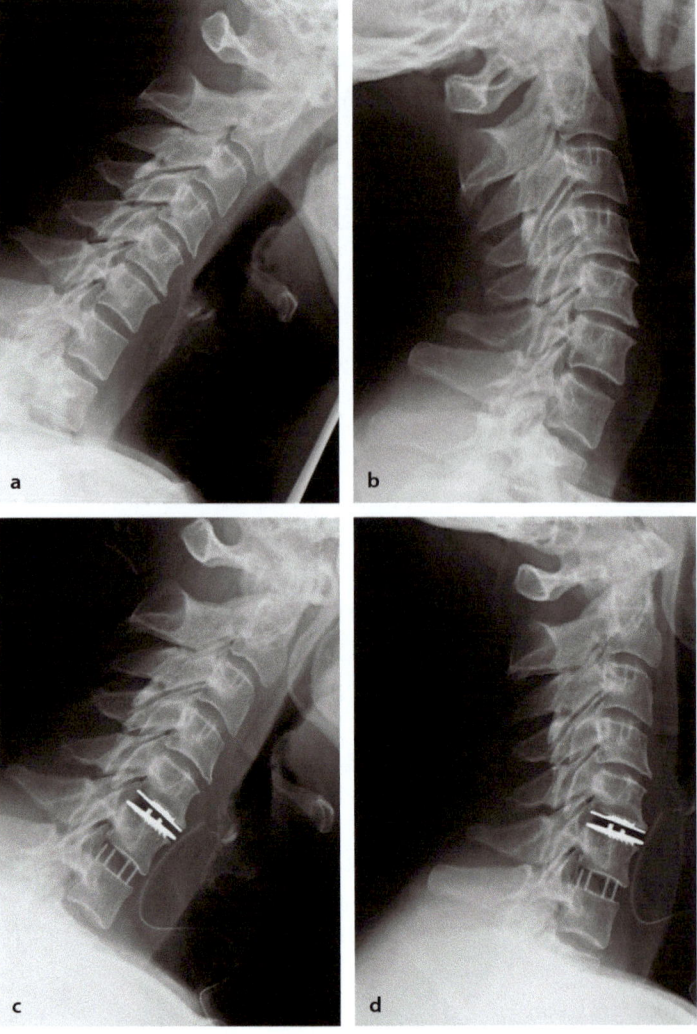

Abb. 7.9a–d Symptomatischer Diskusprolaps HW5/6 und HW6/7 bei 45-jährigem Patienten. In den präoperativen Röntgenfunktionsaufnahmen im Vergleich von Inklination (**a**) und Reklination (**b**) leichtes Aufklappen in beiden Segmenten. Implantation einer Bandscheibenprothese MobiC (LDR Medical, Rosières Près Troyes, Frankreich) bei HW5/6 im Scheitelpunkt der Lordose, Implantation eines Shell-Cages (Advanced Medical Technologies, Nonnweiler, Deutschland) bei HW6/7. Postoperative Röntgenfunktionsaufnahmen in Inklination (**c**) und Reklination (**d**).

Hier konnte gezeigt werden, dass es trotz der Wärmentwicklung beim Aushärten des PMMA nicht zu einer Thermonekrose der angrenzenden Weichteilgewebe (insbesondere Nervengewebe) kommt.

Durch diese Technik mit Ausgießen des Bandscheibenfaches entsteht sicherlich eine optimale, weil patienten-individuelle Auflagefläche. Aktuell findet PMMA gelegentlich Anwendung, wenn die zur Verfügung stehenden Cages, bei sehr schmalem Zwischenwirbelraum,

7.1 · Diskusersatz

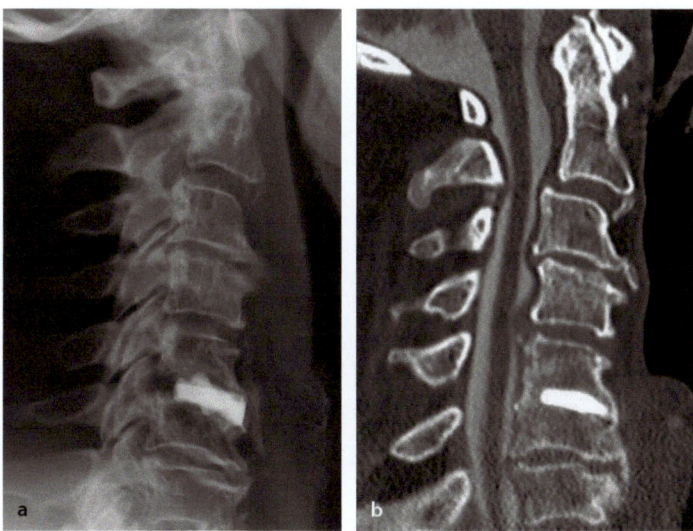

Abb. 7.10a,b PMMA-Interponat nach Diskektomie bei Prolaps im Segment HW5/6, seitliche Röntgenaufnahme (**a**). Knöcherne Überbauung nach 3 Jahren, sagittales CT (**b**).

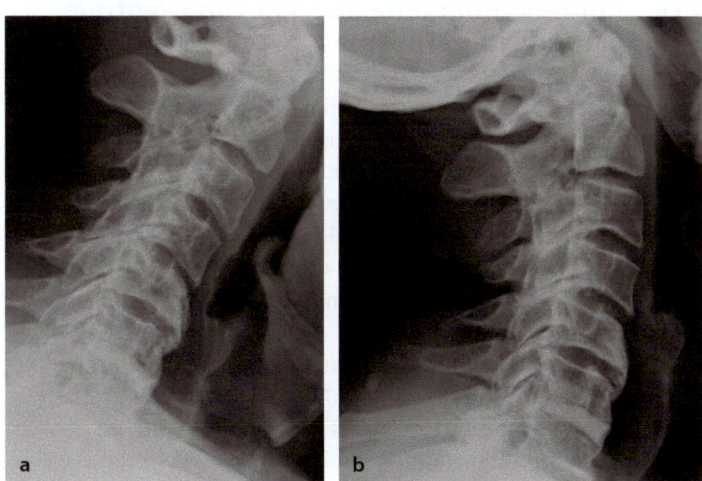

Abb. 7.11a,b PMMA-Interponat nach Diskektomie bei Prolaps im Segment HW6/7. Minimale Beweglichkeit, i. S. einer Pseudarthrose, Röntgenfunktionsaufnahmen in Inklination (**a**) und Reklination (**b**)

nicht in Höhe und/oder Breite adäquat sind. Im Vergleich zu den Cages und Prothesen ist die PMMA-Applikation extrem preisgünstig.

Im Langzeitverlauf sind nach PMMA-Interposition bei jeweils gutem klinischem Ergebnis sowohl Fusionen durch knöcherne Überbauung (Abb. 7.10) als auch persistierende minimale Pseudarthrosen zu beobachten (Abb. 7.11). Die Befürworter der PMMA-Anwendung verweisen jeweils auf die geringe klinische Relevanz der Pseudarthrosen.

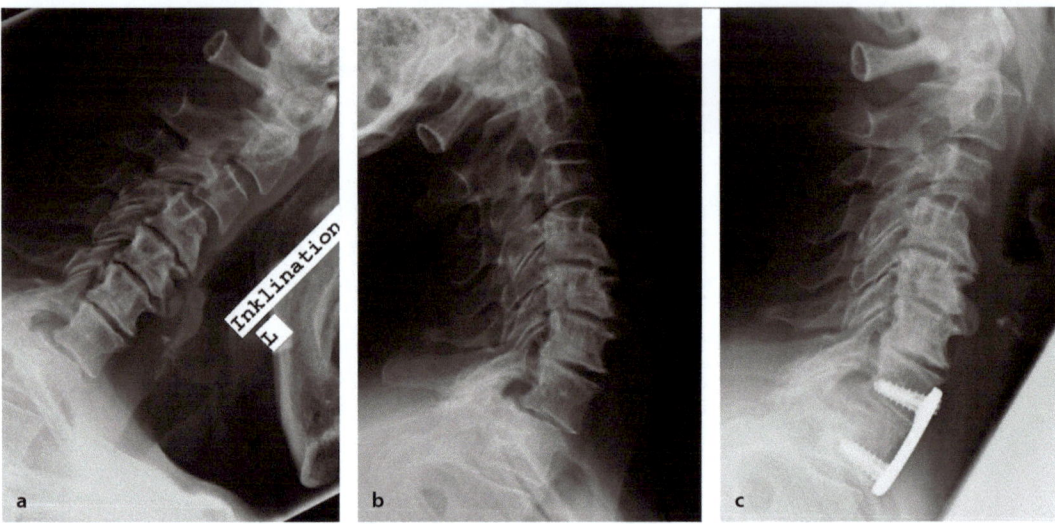

Abb. 7.12a–c Degenerativ bedingte segmentale Instabilität bei HW7/BW1, Röntgenfunktionsaufnahmen in Inklination (**a**) und Reklination (**b**). Postoperative seitliche Röntgenaufnahme nach Interposition eines autologen Beckenkammspans und ventraler Plattenosteosynthese (**c**).

7.1.6 Autologer Beckenkammspan und ventrale Plattenosteosynthese

Die klassische Operationstechnik mit Einsatz eines zylindrischen Knochendübels aus dem Beckenkamm wurde von Cloward (1958) entwickelt. Zur Vermeidung einer sekundären Einsinterung des Knochendübels wurde letztlich die zusätzliche ventrale Plattenosteosynthese eingeführt (Caspar 1989; Hermann 1975). Überwiegend im angloamerikanischen Raum findet diese klassische Operationsmethode heute bei Osteochondrose und/oder Diskusprolaps ohne Instabilitätszeichen ihre Anwendung.

Sie ist aber, nach wie vor, ein sehr sicheres Verfahren bei degenerativ bedingter Instabilität (Abb. 7.12) mit Diskusruptur. Für eine traumatisch bedingte Instabilität ist eine Diskektomie mit Beckenkammspaninterposition und ventraler Plattenosteosynthese unverändert der Goldstandard.

7.1.7 Mittels Schrauben fixierbarer Cage

Neben der Fülle von Stand-alone-Cages, die mit oder ohne Pins an Grund- und Deckplatte unter Distraktion in den Zwischenwirbelraum eingebracht werden, gibt es eine Lösung mit Cage-Fixierung durch Schrauben und zwar das Implantat Zero P (Synthes GmbH, Oberdorf, Schweiz; Abb. 7.13a). Dieses ist, nach Ansicht der Autoren, dann indiziert, wenn sich bei vorbestehender Spondylodese in einem Nachbarsegment eine degenerativ bedingte Instabilität entwi-

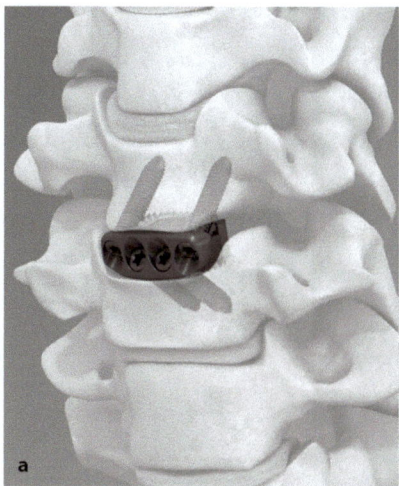 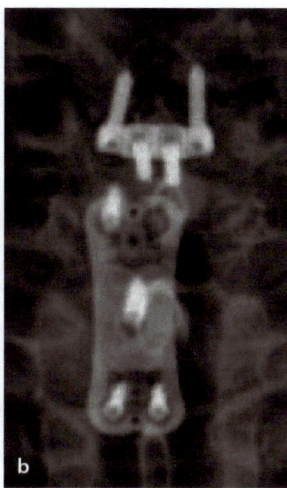

Abb. 7.13a,b Implantat Zero P im Modell (**a**). (Mit freundlicher Genehmigung von Synthes, Umkirch, Deutschland). Als anteriore Fusionsmöglichkeit bei Diskusprolaps benachbart zu einer langstreckigen ventralen Spondylodese (**b**)

ckelt hat (Abb. 7.13b). Hier bietet der Einsatz eines solchen fixierbaren Spacers den Vorteil, dass die vorbestehende Plattenosteosynthese in situ belassen werden kann und somit eine Morbidität durch Entfernung der Plattenosteosynthese vermieden wird.

7.1.8 Klinischer Fall: Indikation zur Implantation einer Diskusprothese

Ein 49-jähriger Patient stellte sich in unserer Klinik mit einer seit 3 Monaten bestehenden Zervikobrachialgie rechts mit subjektivem Schweregefühl des rechten Armes vor. Diese Beschwerden seien trotz konservativer Therapie progredient. Eigenanamnestisch fand sich eine zervikale Fusion im Segment HW6/7 mit PMMA-Interponat vor 10 Jahren. In der klinischen Untersuchung wurden Parästhesien im distalen C6-Dermatom rechts und eine Bizepsparese rechts vom Kraftgrad 4/5 verifiziert. Der Bizepssehnenreflex war im Seitenvergleich rechts schwächer auslösbar als links. Unterberger Tretversuch, Seiltänzergang und Zielblindgang wurden sicher vorgeführt, das Vibrationsempfinden und der Reflexstatus der unteren Extremitäten waren physiologisch. Ein Anhalt für Pyramidenbahnzeichen ergab sich nicht, somit konnten klinisch-neurologisch keine Hinweise auf eine Myelonkompression verifiziert werden.

Ein MRT der HWS zeigte als Ursache der klinischen Beschwerden eine leichte Osteochondrose im Segment HW5/6 mit rechtsseitigem Diskusprolaps und konsekutiver Kompression der C6-Nervenwurzel rechts (Abb. 7.14). Präoperative seitliche Röntgenfunktionsaufnah-

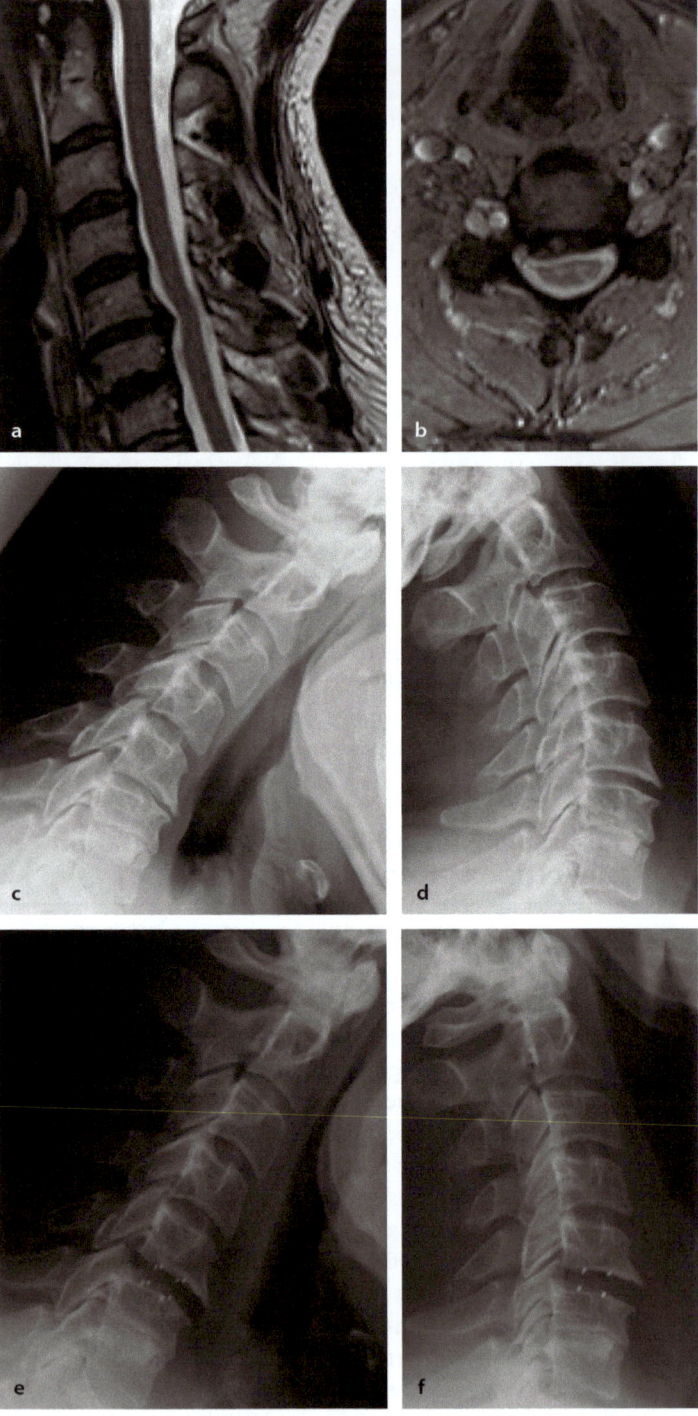

Abb. 7.14a–f Osteochondrose mit Diskusprolaps HW5/6 bei Status nach PMMA-Interposition im Segment HW6/7 vor 10 Jahren, sagittales (**a**) und axiales (**b**) MRT. Präoperative seitliche Röntgenfunktionsaufnahmen in Inklination (**c**) und Reklination (**d**). Postoperative seitliche Röntgenfunktionsaufnahmen in Inklination (**e**) und Reklination (**f**) mit implantierter Cadisc C-Prothese

men zeigten eine gute Restbeweglichkeit im betroffenen Segment HW5/6. Bei Versagen der konservativen Therapie wurde daher die Indikation zur Diskektomie und Implantation einer Diskusprothese gestellt, mit dem Ziel einen Bewegungserhalt und eine Lordosierung des Bewegungssegments zur erreichen.

Die intraoperative Ausmessung des Zwischenwirbelraumes nach Diskektomie ergab die Indikation zur Implantation einer Cadisc C-Prothese mit folgenden Dimensionen:
- anteriore Höhe 4,8 mm,
- zentrale Höhe 6,5 mm,
- posteriore Höhe 3,6 mm,
- größte laterale Weite 17 mm und
- a.-p. Tiefe 13,3 mm.

Postoperative seitliche Röntgenfunktionsaufnahmen zeigten einen regelrechten Sitz der Cadisc C-Prothese. Der Patient berichtete bereits am ersten postoperativen Tag über eine Rückbildung der Nacken-Schulter-Arm-Schmerzen, die Bizepsparese rechts war nur noch diskret nachweisbar (Kraftgrad 4+/5). Zur Konsolidierung des erzielten Operationsergebnisses wurde ambulante Physiotherapie verordnet.

7.1.9 Klinischer Fall: Indikation zur Implantation eines Cages

Eine 52-jährige Patientin stellte sich in unserer Klinik mit seit 4 Monaten bestehenden Zervikozephalgien sowie einer Zervikobrachialgie rechts mit Schmerzausstrahlung in die Schulter vor. Die Beschwerden persistierten trotz konservativer Therapie.

In der klinischen Untersuchung wurden Parästhesien im C5-Dermatom rechts und eine Deltoideusparese rechts vom Kraftgrad 4/5 verifiziert. Der Brachioradialisreflex war im Seitenvergleich rechts diskret schwächer auslösbar als links. Unterberger Tretversuch, Seiltänzergang und Zielblindgang wurden sicher vorgeführt, das Vibrationsempfinden und der Reflexstatus der unteren Extremitäten waren physiologisch. Klinisch-neurologisch ergaben sich keine Zeichen einer Rückenmarkskompression.

Das MRT der HWS zeigte als Ursache der klinischen Beschwerden eine leichte Osteochondrose im Segment HW4/5 mit konsekutiver Spinalkanal- und Neuroforamenstenose rechts mehr als links (Abb. 7.15). Präoperative seitliche Röntgenfunktionsaufnahmen dokumentierten keine signifikante Restbeweglichkeit im betroffenen Segment HW4/5 bei Synostose von HW2/3. Bei Versagen der konservativen Therapie wurde die Indikation zur Diskektomie mit Dekompression des Spinalkanals und Implantation eines Cages gestellt. Der Cage wurde mit dem osteoinduktivem Material Vitoss (Stryker, Duisburg, Deutschland) befüllt, um die knöcherne Fusion der angrenzenden Wirbelkörper zu unterstützen.

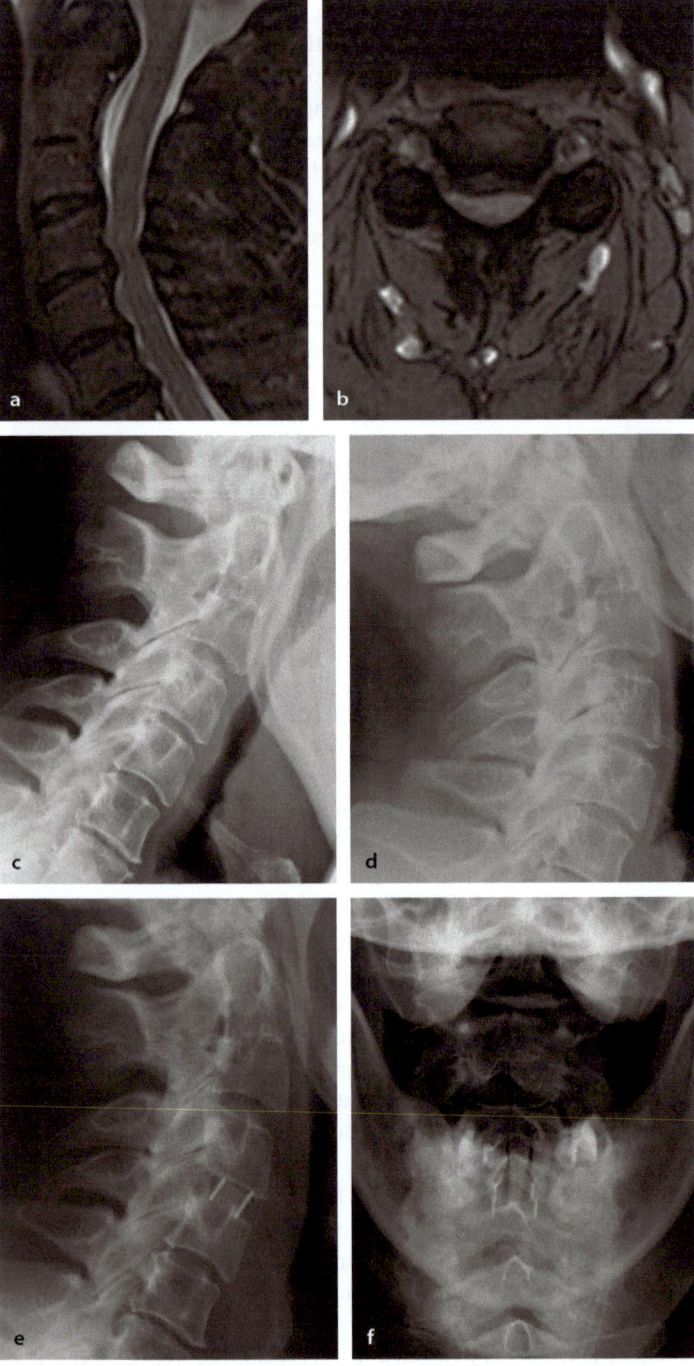

Abb. 7.15a–f Breitbasige Osteochondrose im Segment HW4/5 bei Synostose HW2/3, sagittales (**a**) und axiales (**b**) MRT. Präoperative seitliche Röntgenfunktionsaufnahmen in Inklination (**c**) und Reklination (**d**) ohne signifikante Bewegung bei HW4/5. Postoperative Röntgenaufnahmen seitlich (**e**) und a.-p. (**f**) mit implantiertem Cage Compact Cornerstone

Postoperative Röntgenaufnahmen in zwei Ebenen zeigten eine gute Aufrichtung des osteochondrotisch veränderten Bewegungssegments mit regelrechtem Sitz des Cages Compact Cornerstone (Medtronic, Meerbusch, Deutschland). Die Patientin berichtete bereits am ersten postoperativen Tag über eine weitgehende Rückbildung der Zervikobrachialgie und der Zervikozephalgien, die Deltoideusparese rechts war nur noch diskret nachweisbar (Kraftgrad 4+/5). Zur Konsolididerung des Behandlungsergebnisses der Operation wurde ambulante Physiotherapie verordnet.

7.2 Wirbelkörperersatz und ventrale Plattenosteosynthese

7.2.1 Wirbelkörperersatz

Die Verwendung eines autologen Knochenspans vom Beckenkamm gilt als Goldstandard für den Wirbelkörperersatz an der Halswirbelsäule (▶ Abb. 8.37). Analog zur Entwicklung von Cages zur Interposition nach Diskektomie sind für den Wirbelkörperersatz nach zervikaler Korpektomie Implantate aus Titan und PEEK entwickelt worden (◻ Abb. 7.16, ◻ Abb. 7.17, ◻ Abb. 7.19, ◻ Abb. 7.20). Der Vorteil dieser Implantate liegt im Wesentlichen darin, dass die mitunter erhebliche Morbidität an der Entnahmestelle am Beckenkamm (Blutung, Infektion, Fraktur, Nervenläsion) vermieden wird (Epstein 2012; König 2014). Die Fusionsraten dieser Implantate sollen nach Angaben aus der Literatur annähernd die Werte von autologem Knochen erreichen (Epstein 201; Medow 2006). Allerdings beziehen sich die allermeisten Publikationen auf Titan-Implantate. Der hauptsächliche Nachteil beider alloplastischer Materialen besteht in den relativ hohen Kosten. Außerdem berichten neuere Untersuchungen über eine vermehrte sekundäre Einsinterung von PEEK-Cages im Langzeitverlauf, was sich mit unseren Erfahrungen deckt (König 2013).

Distrahierbare bzw. einstellbare Titan-Cages, wie beispielsweise die Implantate ADD und ADDplus (ulrich medical, Ulm, Deutschland), können leicht in situ auf die erforderliche Größe eingestellt werden. Durch optionale Fixierungsmöglichkeit der Variante ADDplus wird die Prozedur nochmals vereinfacht, da keine zusätzliche Plattenosteosynthese durch die integrierte Befestigung mittels Schrauben erforderlich ist (◻ Abb. 7.16). Mit den genannten Titan-Cages kann ein Defekt von bis zu 65 mm überbrückt werden. Dies ist in der Regel ausreichend für den Ersatz von drei Wirbelkörpern, allerdings ist in diesem Fall aufgrund der biomechanischen Belastung eine zusätzliche dorsale Spondylodese anzuraten (Kim 2006). Ein möglicher Nachteil des langstreckigen Wirbelkörperersatzes mit den ADD-/ADDplus-Implantaten ist die fehlende physiologische Lordosierung.

Das PEEK-Implantat ATHLET (Signus, Alzenau, Deutschland) kann nach Ausmessen des Korpektomie-Defekts durch Kombination zweier PEEK-Elemente auf eine Höhe von maximal 50 mm eingestellt

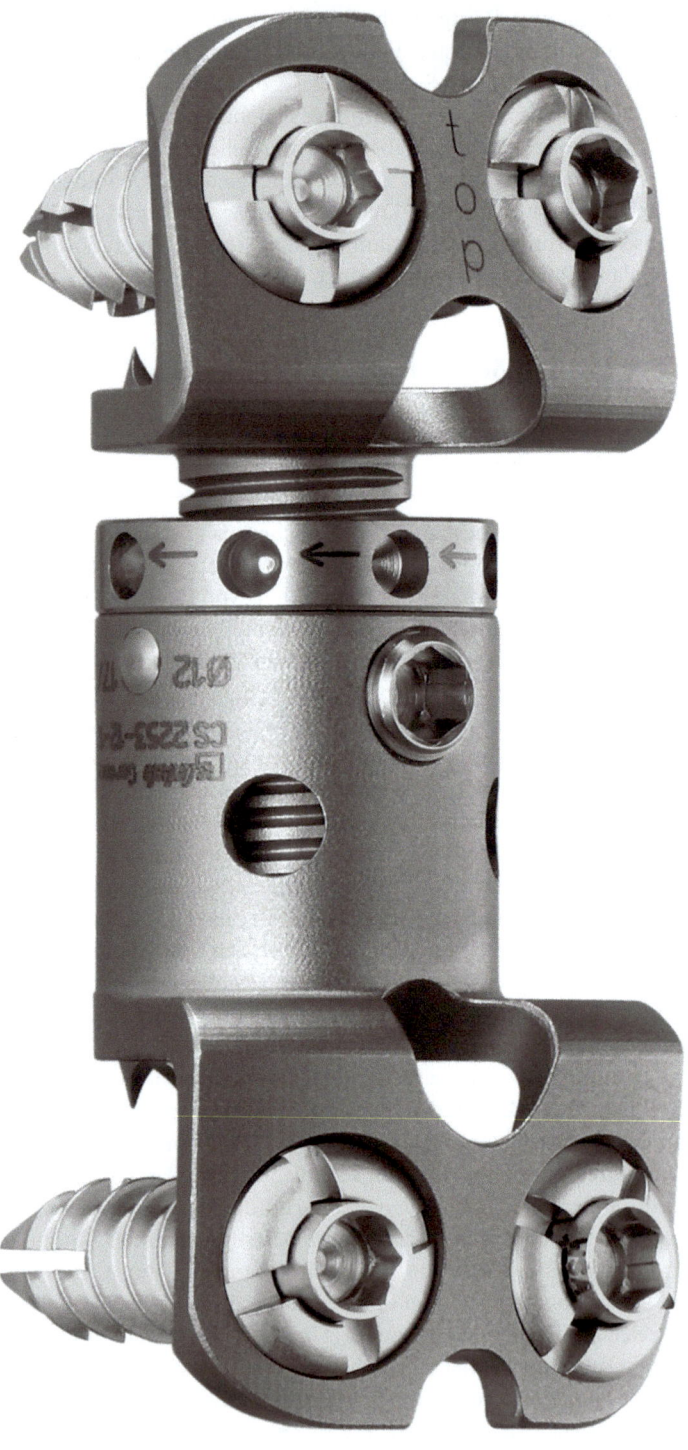

Abb. 7.16 Distrahierbarer Wirbelkörperersatz ADDplus™ aus Titan. (Mit freundlicher Genehmigung von ulrich medical, Ulm, Deutschland)

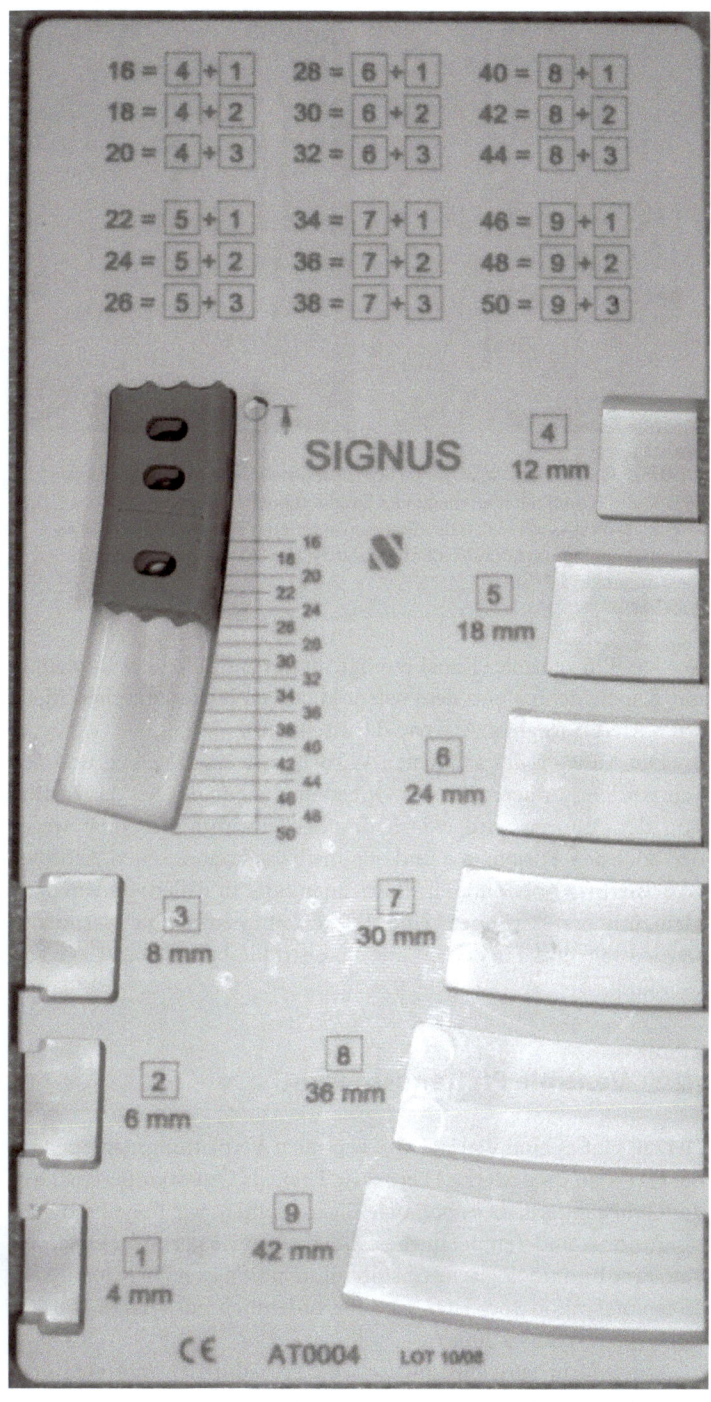

Abb. 7.17 Stufenweise in 2 mm-Schritten vergrößerbarer Wirbelkörperersatz ATHLET aus Polyetheretherketon mit Messschablone

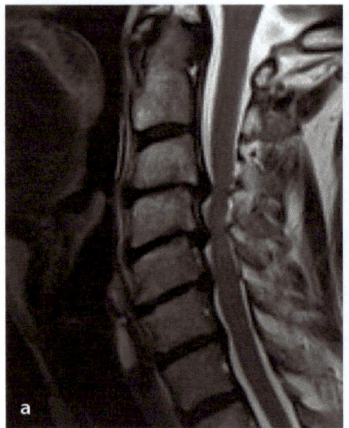 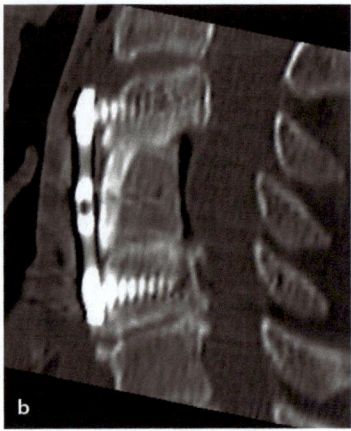

Abb. 7.18a,b Osteoligamentäre Spinalkanalstenose in den Segmenten HW3/4 und HW4/5 mit überwiegender Raumforderung von ventral auf das Myelon, sagittales MRT (**a**). Indikation zum anterioren Zugang: Korpektomie, Beckenkamminterposition, Verplattung mit System Skyline (Fa. DePuy/Synthes), sagittales CT (**b**)

werden. Ein zentraler Kanal ermöglicht das Auffüllen des Implantats mit Knochenchips und dem osteoinduktiven biokeramischen Material KAINOS (Signus, Alzenau, Deutschland).

Die Auswahl des adäquaten Wirbelkörperersatzes ist grundsätzlich von den Präferenzen des Operateurs abhängig. An der Institution der Autoren wird jedoch das Beckenkamminterponat wegen der höchsten Fusionsrate und aus medizinökonomischen Aspekten favorisiert (Abb. 7.18). Für Revisionen oder in Fällen, in denen aus medizinischen Gründen eine Beckenkammentnahme vermieden werden soll, findet in erster Linie ein distrahierbarer Titan-Cage Verwendung.

7.2.2 Ventrale Plattenosteosynthese

Derzeit gibt es eine Vielzahl von ventralen Verplattungssystemen für die HWS auf dem Markt. Hierbei ist Titan als Osteosynthesematerial der Goldstandard, da es optimale Eigenschaften, wie hohe Festigkeit, Korrosions- und Temperaturbeständigkeit sowie geringe Masse, vereint. Eine immunologische Abstoßungsreaktion ist nicht bekannt. Die Osseointegration von Titan ist außerordentlich gut (Assad 2003a,b; Borsari 2007; Slivka 2006).

Vereinfacht wird die chirurgische Prozedur der ventralen Plattenosteosynthese durch selbstbohrende Schrauben, wodurch das Vorbohren und Gewindeschneiden entfällt. Damit erspart man sich diesen operativen Teilschritt und reduziert so die Dosis an Röntgenstrahlung, die pro Operation angewendet wird.

7.2 · Wirbelkörperersatz und ventrale Plattenosteosynthese

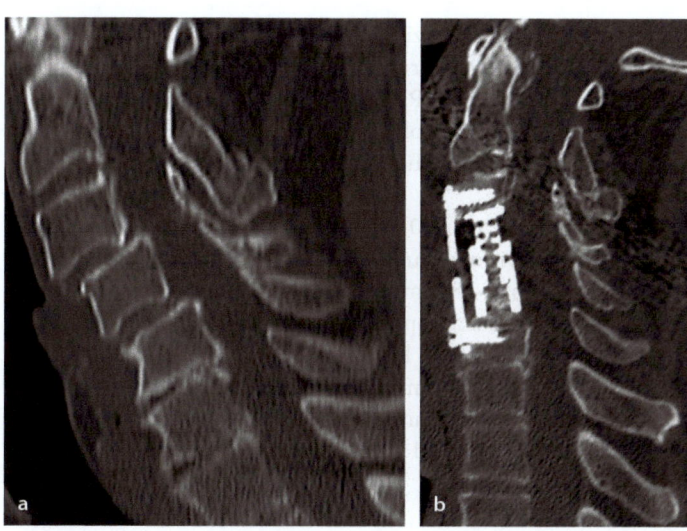

Abb. 7.19a,b Degenerativ bedingte segmentale Instabilität mit konsekutiver osteoligamentärer Spinalkanalstenose HW3 bis HW5 bei 73-jährigem Patienten, sagittales CT (**a**). Korpektomie HW4 zur Dekompression und Wirbelkörperersatz mit dem Titan-Implantat ADD (ulrich medical, Ulm, Deutschland), sagittales CT (**b**)

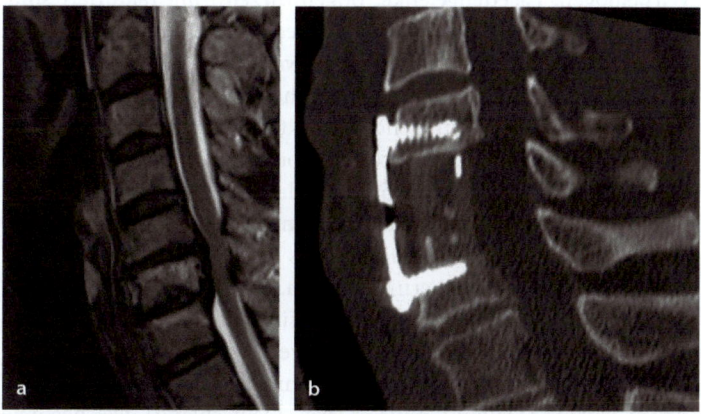

Abb. 7.20a,b Osteoligmentäre Spinalkanalstenose HW5 bis HW7 bei 56-jährigem Patienten, sagittales MRT (**a**). Korpektomie HW6 zur Dekompression und Wirbelkörperersatz mit einem PEEK-Implantat ATHLET (Signus, Alzenau, Deutschland), sagittales CT (**b**). Das Implantat wurde zentral mit autologen Knochenchips und osteoinduktivem Biokeramik-Material KAINOS (Signus, Alzenau, Deutschland) befüllt

Die höchste Stabilität eines ventralen Plattenkonstrukts wird durch bikortikale Schrauben erzielt, allerdings besteht hier bei minimaler Überlänge der Schrauben die Gefahr der Myelonschädigung. Bei guter Knochensubstanz und eher geringer Instabilität (degenerative Situationen) wird in der Regel auch mit monokortikalen Schrauben eine adäquate Festigkeit erzielt. Spreizschrauben haben sich in der zervikalen Wirbelsäulenchirurgie nicht durchgesetzt, insbesondere in Kombination mit einem PEEK-Wirbelkörperersatz wurde eine erhöhte Sinterungs- bzw. Dislokationsrate beobachtet (König 2014).

Typische Dimensionen für die Schrauben bei zervikaler Verplattung sind:
- ein Durchmesser von 4,0 mm für Standardschrauben und 4,5 mm für Revisionsschrauben,
- eine Länge von 14–18 mm für monokortikale Schrauben (stark abhängig von der anteroposterioren Dimension des jeweiligen Wirbelkörpers und vom Eindrehwinkel in der sagittalen Ebene),
- eine Länge von 18–22 mm für bikortikale Schrauben (ebenfalls stark abhängig von der anteroposterioren Dimension des jeweiligen Wirbelkörpers und vom Eindrehwinkel in der sagittalen Ebene).

Von der Industrie werden sowohl winkelstabile als auch winkelvariable Schrauben-Platten-Systeme offeriert, wobei es hierzu keine klaren Vorgaben zur jeweiligen Indikation gibt. In der klinischen Praxis werden meist winkelstabile Schrauben für traumatisch bedingte Instabilitäten eingesetzt, zumal häufig Strukturen der hinteren Säule (Wirbelbögen, Facettengelenke, Bogenwurzeln) mitfrakturiert sind. Bei degenerativ bedingter Instabilität werden von den meisten Operateuren winkelvariable Schrauben verwendet (Hong 2010). Hier ist das Ausmaß der Instabilität im Vergleich zum Traumafall wesentlich geringer, da die dorsalen tragenden Strukturen intakt sind. Außerdem werden bei der Korpektomie zur Dekompression des Spinalkanals die Seitenwände des Wirbelkörpers belassen. Durch die winkelvariablen Schrauben sollen Mikrobewegungen zugelassen werden, die sich günstig auf eine schnelle Fusion des Beckenkammspans mit den angrenzenden Wirbelkörpern auswirken.

Zur OP-Sicherheit tragen Führungsinstrumente bei, die bereits eine regelrechte Angulierung bzw. Konvergenz der Schrauben in der axialen Ebene vorgeben, wie z. B. die universelle Bohrführung beim System Skyline (DePuy GmbH, Kirkel, Deutschland), welches eine freie Angulierung in der Sagittalebene und eine Konvergenz von 5° vorgibt. Bei selbigem System können die Schrauben nach dem Eindrehen mit einem speziellen Verriegelungsmechanismus fixiert werden, um eine Schraubenmigration bzw. eine Lockerung der Platte zu verhindern (◘ Abb. 7.21). Des Weiteren kann bei einer erforderlichen Revisionsoperation der Verriegelungsmechanismus geöffnet und die Platte vergleichsweise einfach entfernt werden.

Durch die stetige Weiterentwicklung der Verplattungssysteme besitzen die Implantate mittlerweile ein derart flaches Profil, dass klinisch relevante Schluckstörungen nach ventraler Plattenosteosynthese (◘ Abb. 7.22) praktisch keine Rolle mehr spielen.

7.2 · Wirbelkörperersatz und ventrale Plattenosteosynthese

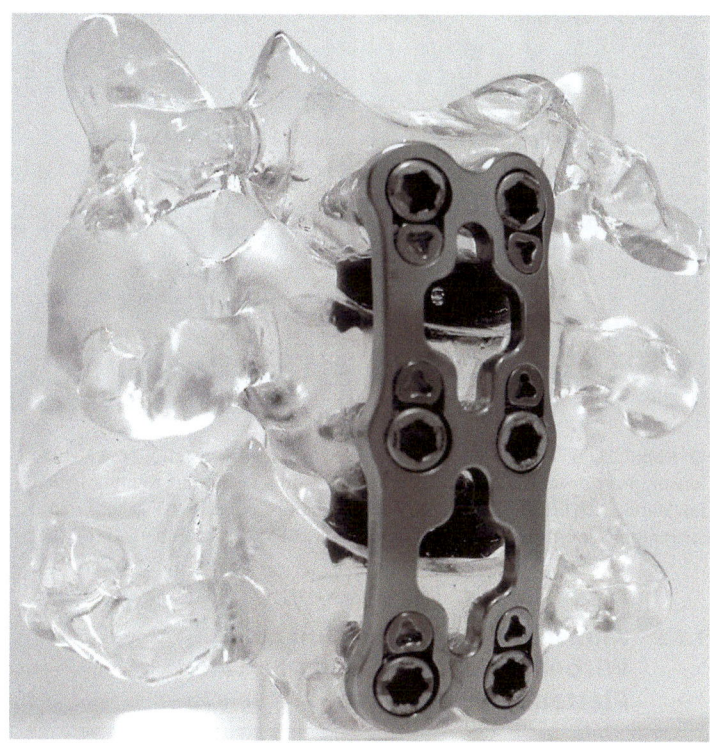

Abb. 7.21 Ventrale Plattenosteosynthese Skyline mit Verriegelungsmechanismus (kleinere Schrauben) zur Fixierung der Schraubenköpfe. (Mit freundlicher Genehmigung von Synthes, Umkirch, Deutschland)

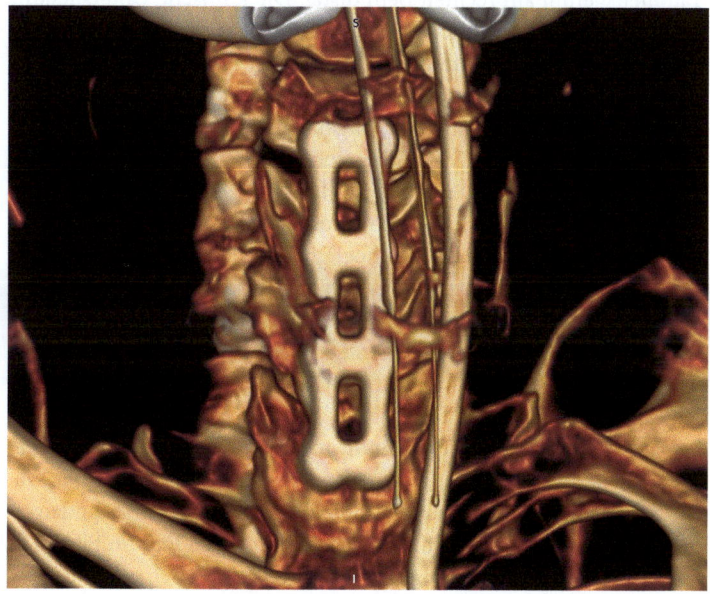

Abb. 7.22 Postoperatives CT in 3D-Rekonstruktion mit Darstellung einer ventralen Plattenosteosynthese HW3 bis HW6 nach Korpektomie HW4 und HW5

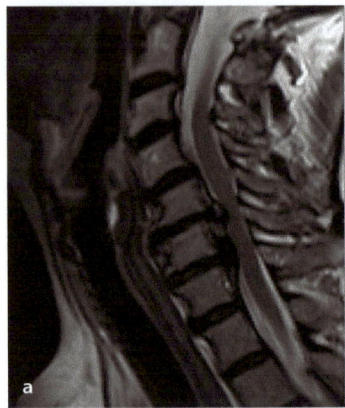 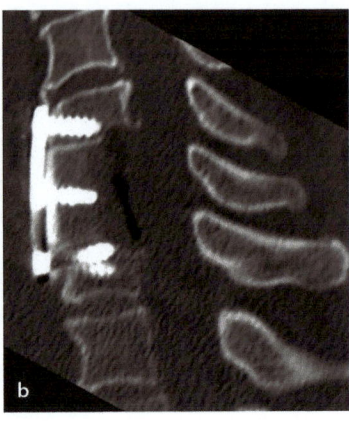

Abb. 7.23a,b Konfluente osteoligamentäre Spinalkanalstenose mit Myelonkompression von ventral HW5 bis 7 bei 68-jähriger Patientin, sagittales MRT (**a**). Status nach Korpektomie HW6, Spinalkanaldekompresssion, Beckenkammspaninterposition sowie Plattenosteosynthese HW5 auf 7, sagittales CT (**b**)

7.2.3 Klinischer Fall: Indikation zu Wirbelkörperersatz und ventraler Plattenosteosynthese

Eine 68-jährige Patientin stellte sich in der Notaufnahme unseres Klinikums vor, da sie seit 2 Tagen nicht mehr gehfähig war. Zuvor war das Gehen nur mit Unterstützung möglich gewesen. Subjektiv bestand ein intermittierendes Kribbelgefühl an den Armen sowie ein Taubheitsgefühl am rechten Bein distal. Die klinische Untersuchung ergab eine hochgradige beinbetonte Tetraparese, rechts stärker ausgeprägt als links. An den unteren Extremitäten zeigte sich eine ubiquitäre Steigerung der Muskeleigenreflexe, jedoch war das Zeichen nach Babinski negativ. Vegetative Störungen wurden verneint.

Die notfallmäßige MRT-Untersuchung der spinalen Achse ergab eine hochgradige ventrale Myelonkompression von HW5 bis HW7 aufgrund von Osteochondrosen mit Bandscheibenvorfällen (Abb. 7.23a,b). Wegen der hochgradigen Tetraparese wurde die Notfallindikation zur Dekompression des Rückenmarkes mittels Korpektomie HWK6 mit anschließendem Wirbelkörperersatz und ventraler Plattenosteosynthese gestellt. Der operative Eingriff erfolgte am Aufnahmetag.

Ein postoperatives CT der HWS zeigte eine regelrechte Lage der Implantate (**b**), sodass die Patientin unter physiotherapeutischer Betreuung sukzessive mobilisiert werden konnte. Bereits nach einer Woche war sie selbstständig auf Stationsebene gehfähig, es bestanden lediglich latente Koordinationsstörungen der unteren Extremitäten. Die oberen Extremitäten waren ohne jegliche Paresen bei normaler Koordination. Eine stationäre Anschlussheilbehandlung wurde indiziert, welche die Patientin zwei Wochen nach dem operativen Eingriff antrat.

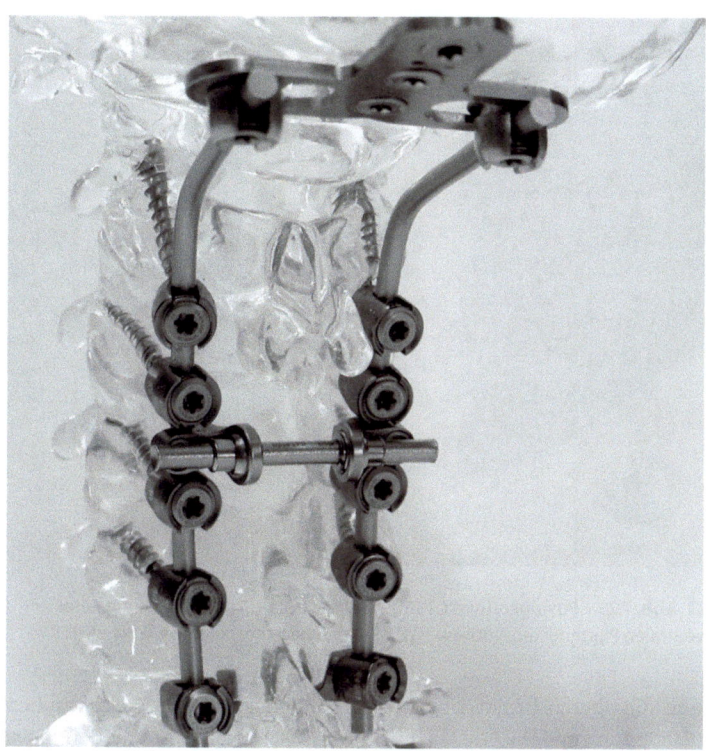

Abb. 7.24 Dorsales Fixationssystem Synapse mit der Möglichkeit zur okzipito-zervikalen Fusion. (Mit freundlicher Genehmigung von Synthes, Umkirch, Deutschland)

7.3 Dorsale Spondylodese

7.3.1 Implantate

Die stetige Weiterentwicklung hat dazu geführt, dass für die HWS mittlerweile sehr komfortable Systeme für die dorsale Instrumentierung zur Verfügung stehen, mit selbstschneidenden Polyaxialschrauben, Repositionsinstrumentarium, variablen Querverbindern etc. (Komotar 2006; König 2013). Beispielhaft sei hier das System Synapse (Synthes GmbH, Umkirch, Deutschland) genannt (◘ Abb. 7.24, ◘ Abb. 7.25).

Posteriore Stabilisierungssysteme bestehen wegen der in ▶ Abschn. 7.2 genannten positiven biokompatiblen Eigenschaften, ebenso wie die ventralen Plattensysteme, aus einer Titanlegierung, welche neben Titan zu 6 % Aluminium und zu 7 % Niobium enthält.

Die Dimensionen der Massa-lateralis-Schrauben betragen im Durchmesser meist 3,5 mm und in der Länge meist 10–16 mm. Die adäquate Schraubenlänge hängt von den individuellen anatomischen Gegebenheiten und von der Höhe des Wirbelkörpers ab, so ist z. B. die Massa lateralis an HW6 deutlich größer als an HW3. Für HW7

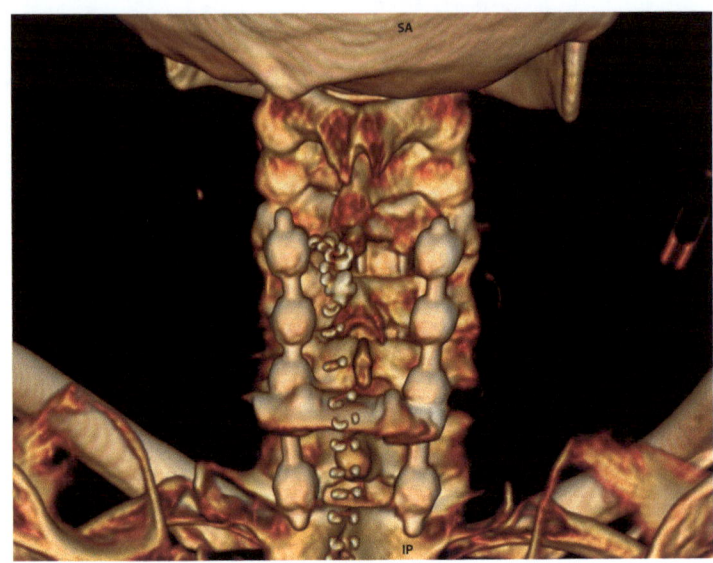

Abb. 7.25 Postoperatives CT in 3D-Rekonstruktion mit Darstellung einer ventralen Plattenosteosynthese HW3 bis HW6 nach Korpektomie HW4 und HW5

und die oberen Brustwirbel werden üblicherweise Pedikelschrauben platziert, da an HW7 der Winkel für Massa-lateralis-Schrauben meist ungünstig ist und Brustwirbel sich anatomisch grundsätzlich von Halswirbeln unterscheiden. Die Länge der Pedikelschrauben am kraniozervikalen Übergang variiert meist zwischen 20–30 mm.

Für posteriore Stabilisierungssysteme hat sich ein Top-Loading-Design etabliert. Dies bedeutet, dass auf den Köpfen der Polyaxialschrauben das weitere Konstrukt aufgebaut wird. Zunächst werden die Verbindungsstäbe eingelegt, danach werden diese mit Verriegelungsschrauben fixiert. Soll ein Querverbinder eingebracht werden, besteht beim System Synapse die Möglichkeit, mit höheren Verriegelungsschrauben Top-Loading-Querverbinder aufzusetzen oder alternativ einen Stab-zu-Stab-Querverbinder zu verwenden (Abb. 7.24).

Die Auswahl des bevorzugten Instrumentariums richtet sich, wegen der eher geringen Unterschiede im Handling, nicht zuletzt nach den Kosten des jeweiligen Systems.

7.3.2 Klinischer Fall: Indikation zur Laminektomie und dorsalen Spondylodese

Ein 58-jähriger Patient stellte sich in der Notaufnahme unseres Klinikums wegen einer seit 2 Tagen bestehenden Gehunfähigkeit vor. Subjektiv berichtete er, dass er seine Beine nicht mehr spüre.

Die klinisch-neurologische Untersuchung ergab eine inkomplette Tetraparese mit Plegie des gesamten rechten Beines, das linke Bein konnte minimal gegen die Schwerkraft in der Hüfte gebeugt wer-

7.3 · Dorsale Spondylodese

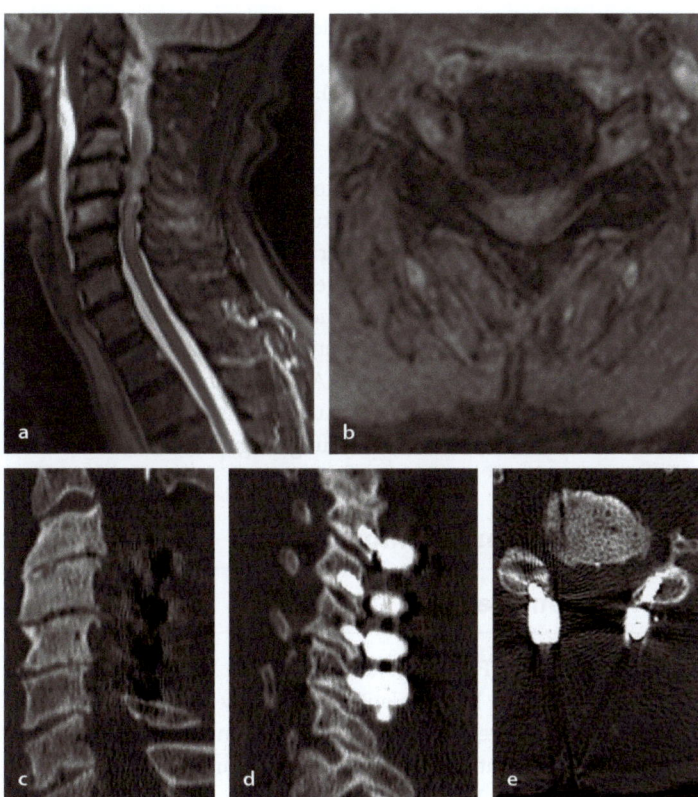

Abb. 7.26a–e Multisegmentale Spinalkanalstenose von HW3/4 bis HW5/6 mit zervikalem Myelopathiesignal, sagittales MRT in T2-Wichtung (**a**). Im axialen MRT Myelonkompression von ventral durch Osteochondrose und von dorsal durch ligamentäre Hypertrophie (**b**). Präoperativ diagnostizierte Spontanfusion HW3/4 ventral und massiv aufgebrauchter Zwischenwirbelraum HW4/5, daher Indikation zur dorsalen Dekompression mittels Laminektomie und Fusion; wichtig hierfür war die lordotische Konfiguration der HWS. Postoperatives sagittales CT mit weiter Dekompression des Spinalkanals über einen posterioren Zugang (**c**). Postoperative Darstellung der Instrumentierung (Massa-lateralis-Schrauben und Verbindungsstäbe) im sagittalen (**d**) und axialen CT (**e**)

den. Eine Bewegung der Finger war beidseits nicht mehr möglich, die Arme konnten knapp von der Unterlage abgehoben werden. Der Muskeltonus war in allen vier Extremitäten erhöht bei schwachen Muskeleigenreflexen der Arme und beidseits gesteigerten Reflexen der Beine. Das Babinski-Zeichen war beidseits positiv. Es bestand eine Anästhesie sub L1. Der Patient gab eine Inkontinenz an.

Das MRT der HWS zeigte eine Spinalkanalstenose HW3 bis HW6 aufgrund erheblicher degenerativer Veränderungen mit langstreckigem Myelopathiesignal, infolge einer teils ventralen, teils dorsalen Myelonkompression (Abb. 7.26). Das CT der HWS stellte eine Spontanfusion der ventralen Anteile HWK3 und 4 dar sowie aufgebrauchte Zwischenwirbelräume HW3/4 und HW4/5. In dieser Situation wurde die Indikation zur dorsalen Myelondekompression mittels Laminektomie und posteriorer Fusion gestellt, zumal die HWS noch eine gute Lordosierung aufwies (▶ Abschn. 6.2). Wegen der akut aufgetretenen, hochgradigen Querschnittslähmung handelte es sich um eine Notfallindikation.

Nach dem operativen Eingriff konnte mittels CT eine korrekte Lage des Osteosynthesematerials dokumentiert werden (◘ Abb. 7.26). Der Patient wurde unter physiotherapeutischer Betreuung schrittweise remobilisiert. Die hochgradige Tetraparese war während des Krankenhausaufenthaltes graduell rückläufig, sodass der Patient vor Verlegung zur stationären Rehabilitationsbehandlung mit Unterstützung am Gehwagen laufen konnte. Als Rehabilitationsklinik wurde eine Einrichtung mit spezifischer Ausrichtung auf die Behandlung von Patienten mit Querschnittslähmung ausgewählt.

7.4 Open-Door-Laminoplastie

7.4.1 Implantate

Neben spezifischen Fixationssystem wie z. B. Newbridge (Orthofix GmbH, Ottobrunn, Deutschland), die relativ kostenintensiv sind, werden insbesondere von neurochirurgischen Operateuren häufig Miniplatten von Fixationssystemen aus der kraniellen Chirurgie verwendet wie z. B. das 1.5 Neuro Titanplatten-System (Biomet GmbH, Berlin, Deutschland).

7.4.2 Klinischer Fall: Indikation zur Open-Door-Laminoplastie

Ein 71-jähriger Patient präsentierte sich in unserer Klinikambulanz mit einer progredienten Gangataxie seit 6 Monaten. Die klinische Untersuchung ergab eine myelopathische Feinmotorikstörung und Sensibilitätsstörung beider Hände. Die Koordinations- und Gleichgewichtstests wurden sehr unsicher vorgeführt. Die Muskeleigenreflexe der unteren Extremitäten waren beidseits gesteigert, pathologische Reflexe konnten nicht ausgelöst werden. Die Nackenschmerzen wurde vom Patienten als eher gering angegeben.

Das MRT der HWS zeigte eine hochgradige Myelonkompression durch eine dorsale ligamentäre Hypertrophie (◘ Abb. 7.27). Da sich in den Röntgenfunktionsaufnahmen eine gute Restbeweglichkeit der erheblich degenerierten HWS zeigte, stellten wir die Indikation zur Open-Door-Laminoplastie HW3 bis HW6 mit Dekompression der Segmente HW2/3 bis HW6/7 mittels Undercutting.

Das postoperative CT der HWS dokumentierte eine regelrechte Lage des Implantatmaterials sowie eine gute Erweiterung des Spinalkanals (◘ Abb. 7.27). Nach der Operation wurde der Patient unter

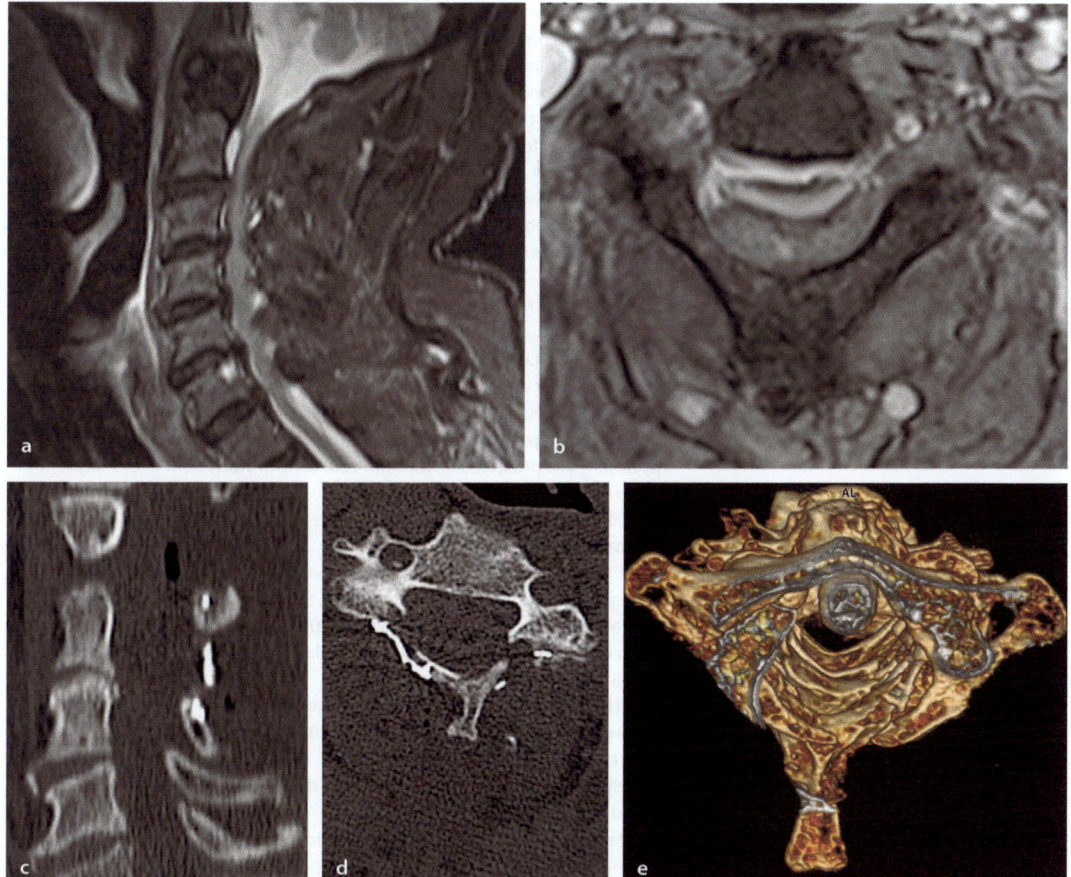

Abb. 7.27a–e Multisegmentale osteoligamentäre Spinalkanalstenose von HW2/3 und HW5/6 mit Myelonkompression infolge ligamentärer Hypertrophie von dorsal, MRT sagittal (**a**) und axial (**b**). Status nach Open-Door-Laminoplastie mit signifikanter Erweiterung des Spinalkanals, CT sagittal (**c**) und axial (**d**), 3D-Rekonstruktion mit Blick von kranial in den Spinalkanal hinein (**e**)

physiotherapeutischer Betreuung schrittweise remobilisiert. Während des 10-tägigen postoperativen Verlaufs zeigten sich die klinisch-neurologischen Defizite stabil, der Patient war mit dem Rollator auf Stationsebene selbstständig mobil. Wir indizierten eine stationäre neurologische Frührehabilitation.

Literatur

Assad M, Jarzem P, Leroux MA et al. (2003) Porous titanium-nickel for intervertebral fusion in a sheep model: part 1. Histomorphometric and radiological analysis. J Biomed Mater Res B Appl Biomater 64(2):107–120

Assad M, Chernyshov AV, Jarzem P et al. (2003) Porous titanium-nickel for intervertebral fusion in a sheep model: part 2. Surface analysis and nickel release assessment. J Biomed Mater Res B Appl Biomater 64(2):121–129

Barbagallo GM, Assietti R, Corbino L et al. (2009) Early results and review of the literature of a novel hybrid surgical technique combining cervical arthrodesis and disc arthroplasty for treating multilevel degenerative disc disease: opposite or complementary techniques? Eur Spine J Suppl 1:29–39

Bertalanffy H, Eggert HR (1988) Clinical long-term results of anterior discectomy without fusion for treatment of cervical radiculopathy and myelopathy. A follow-up of 164 cases. Acta Neurochir 90(3–4):127–135

Borsari V, Fini M, Giavaresi G et al. (2007) Sandblasted titanium osteointegration in young, aged and ovariectomized sheep. Int J Artif Organs 30(2):163–172

Bryan VE Jr (2002) Cervical motion segment replacement. Eur Spine J Suppl 2:S92–97

Cardoso MJ, Rosner MK (2010) Multilevel cervical arthroplasty with artificial disc replacement. Neurosurg Focus 28(5):E19

Caspar W, Barbier DD, Klara PM (1989) Anterior cervical fusion and Caspar plate stabilization for cervical trauma. Neurosurgery 25(4):491–502

Chen Y, Wang X, Lu X et al. (2013) Comparison of titanium and polyetheretherketone (PEEK) cages in the surgical treatment of multilevel cervical spondylotic myelopathy: a prospective, randomized, control study with over 7-year follow-up. Eur Spine J 22(7):1539–1546

Cloward RB (1958) The anterior approach for removal of ruptured cervical disks. J Neurosurg 15(6):602–617

Epstein NE (2012) Iliac crest autograft versus alternative constructs for anterior cervical spine surgery: Pros, cons, and costs. Surg Neurol Int 3(Suppl 3):S143–156

Goel VK, Faizan A, Palepu V, Bhattacharya S (2012) Parameters that effect spine biomechanics following cervical disc replacement. Eur Spine J 21 Suppl 5:S688–699

Hermann HD (1975) Metal plate fixation after anterior fusion of unstable fraction of the cervical spine. Acta neurochir 32.101–111

Hong SW, Lee SH, Khoo LT et al. (2010) A comparison of fixed-hole and slotted-hole dynamic plates for anterior cervical discectomy and fusion. J Spinal Disord Tech 23(1)22–26

Kim PK, Alexander JT (2006) Indications for circumferential surgery for cervical spondylotic myelopathy. Spine J 6(6 Suppl):299S–307S

Komotar RJ, Mocco J, Kaiser MG (2006) Surgical management of cervical myelopathy: indications and techniques for laminectomy and fusion. Spine J 6(6 Suppl):252S–267S

König SA, Ranguis S, Spetzger U (2013) Management of Complex Cervical Instability. J Neurol Surg A Cent Eur Neurosurg DOI: 10.1055/s–0033–1345095

König SA, Spetzger U (2014) Distractable titanium cages versus PEEK cages versus iliac crest bone grafts for the replacement of cervical vertebrae. Minim Invasive Ther Allied Technol 23(2):102–105

Le H, Thongtrangan I, Kim DH (2004) Historical review of cervical arthroplasty. Neurosurg Focus 17(3):E1

Medow JE, Trost G, Sandin J (2006) Surgical management of cervical myelopathy: indications and techniques for surgical corpectomy. Spine J 6(6 Suppl):233S–241S

Park SB, Jahng TA, Chung CK (2012) Remodeling of adjacent spinal alignments following cervical arthroplasty and anterior discectomy and fusion. Eur Spine J 21(2):322–327

Richards O, Choi D, Timothy J (2012) Cervical arthroplasty: The beginning, the middle, the end? Br J Neurosurg 26(1):2–6

Roosen K (1982) Knochenzement als Ersatzmaterial für cervicale Bandscheiben. Fortschr Med 100(45)2120–2126

Spetzger U, Schilling AV, Winkler G, Wahrburg J, König A (2013) The past, present and future of minimally invasive spine surgery: A review and speculative outlook. Minim Invasive Ther Allied Technol 22(4):227–41

Shin DA, Yi S, Yoon do H, Kim KN, Shin HC (2009) Artificial disc replacement combined with fusion versus two-level fusion in cervical two-level disc disease. Spine 34(11):1153–1159

Slivka MA, Spenciner DB, Seim HB et al. (2006) High rate of fusion in sheep cervical spines following anterior interbody surgery with absorbable and nonabsorbable implant devices. Spine 31(24):2772–2777

Svedmark P, Lundh F, Németh G et al. (2011) Motion analysis of total cervical disc replacements using computed tomography: preliminary experience with nine patients and a model. Acta Radiol 52(10):1128–1137

Operationstechnik

8.1	Diskektomie und Diskusersatz – 86	
8.1.1	Operativer Zugangsweg von ventral – 86	
8.1.2	Implantation eines intervertebralen Cages – 94	
8.1.3	Implantation einer Diskusprothese – 96	
8.2	Korpektomie und ventrale Plattenosteosynthese – 98	
8.3	Laminektomie und dorsale Fusion – 104	
8.4	Open-Door-Laminoplastie, Laminotomie, Foraminotomie und Modifikationen – 106	
8.4.1	Open-Door-Laminoplastie – 106	
8.4.2	Laminotomie und Foraminotomie – 107	
8.5	Kombinierter Zugang – 111	
	Literatur – 117	

Der anteriore Standardzugang wird an der HWS am häufigsten eingesetzt. Er eignet sich sowohl für Diskektomien und als auch für Korpektomien mit Verplattung. Mit Hilfe des posterioren Zugangs sind sowohl Laminektomie und Fusion als auch Open-Door-Laminoplastie möglich. Beim anterioren Zugangsweg ist bereits ab der Hautinzision eine Orientierung anhand anatomischer Landmarken möglich (Os hyoideum, Schildknorpel, Tuberculum caroticum). Diese Möglichkeit fehlt beim posterioren Zugangsweg.

8.1 Diskektomie und Diskusersatz

8.1.1 Operativer Zugangsweg von ventral

Der Eingriff erfolgt in Rückenlage mit rekliniertem Kopf. Durch Kippen des OP-Tisches sollte das Niveau des Kopfes über dem des Herzens liegen, um intraoperativ eine übermäßige venöse Stauung im OP-Situs und damit ein erhöhtes Blutungsrisiko zu vermeiden. Ein Röntgendurchleuchtungsgerät wird in das OP-Setup integriert und steril abgedeckt.

Die Hautinzision beginnt in der Mittellinie und ist etwa 4 cm lang (Abb. 8.1). Sie sollte in einer Hautfalte liegen, um postoperativ ein optimales kosmetisches Ergebnis zu erlangen. Beim Zugang zu drei oder mehr zervikalen Segmenten wird von den meisten Operateuren ein Längsschnitt am Vorderrand des M. sternocleidomastoideus bevorzugt. Bei günstigen anatomischen Verhältnissen ist für einen Eingriff in 3 Segmenten auch die quere Standardinzision ausreichend.

Als Landmarken für die einzelnen Segmente gelten:
- **HW2/3**: Kieferwinkel,
- **HW3/4**: Os hyoideum,
- **HW4/5**: Oberrand des Schildknorpels,
- **HW5/6**: Unterrand des Schildknorpels,
- **HW6/7**: Mitte zwischen Unterrand des Schildknorpels und Jugulum.

Nach Präparation und Inzision des Platysmas wird die oberflächliche Halsfaszie dargestellt und medial vom M. sternocleidomastoideus durchtrennt (Abb. 8.2, Abb. 8.3 und Abb. 8.4). Nun beginnt die ausschließlich stumpfe Präparation mit Medialisieren der geraden Halsmuskulatur und Aufsuchen der A. carotis communis (Abb. 8.5, Abb. 8.6). Danach wird das gesamte Gefäß-Nerven-Bündel des Halses lateralisiert. Zuletzt werden Hypopharynx (oberhalb HWK5) bzw. Luft- und Speiseröhre medialisiert (Abb. 8.7). Nach Einstellen der Ventralfläche der HWS (Abb. 8.8) wird die prävertebrale Faszie inzidiert und abgeschoben. Zur Höhenlokalisation bei einem Eingriff im Segment HW5/6 ist das Palpieren des Tuberculum caroticum hilfreich (▶ Abb. 2.2).

8.1 · Diskektomie und Diskusersatz

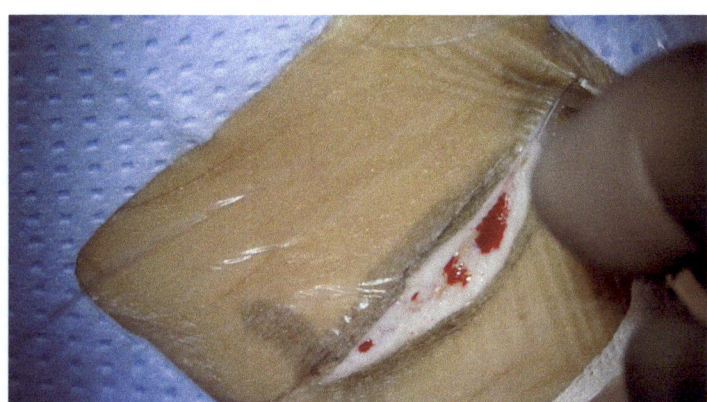

Abb. 8.1 Hautinzision für einen Zugang zu HW4/5

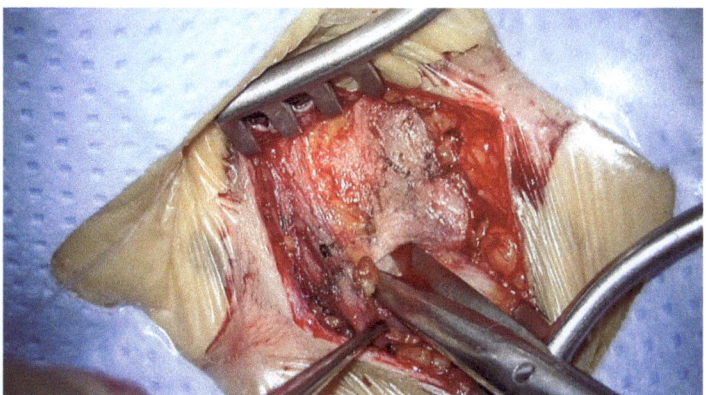

Abb. 8.2 Inzision des Platysma

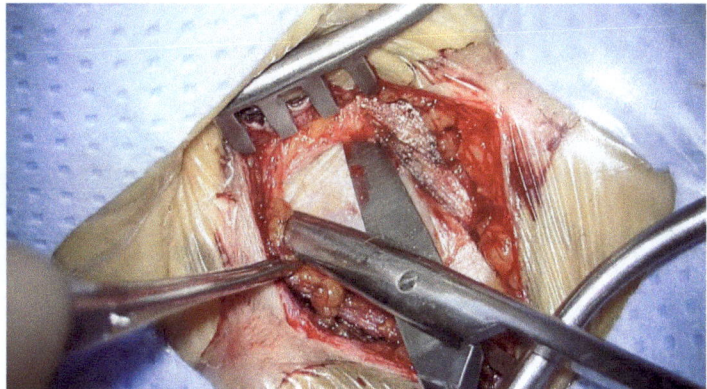

Abb. 8.3 Darstellen der oberflächlichen Halsfaszie

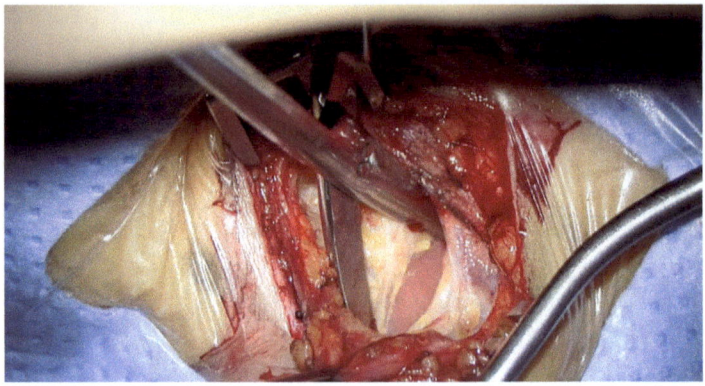

Abb. 8.4 Inzision der oberflächlichen Halsfaszie

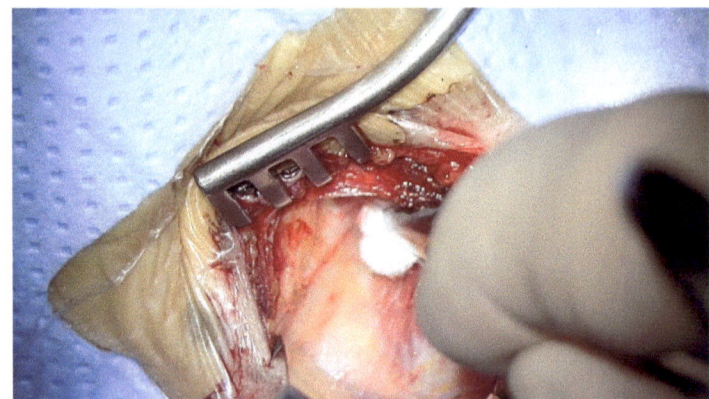

Abb. 8.5 Medialisieren der geraden Halsmuskulatur

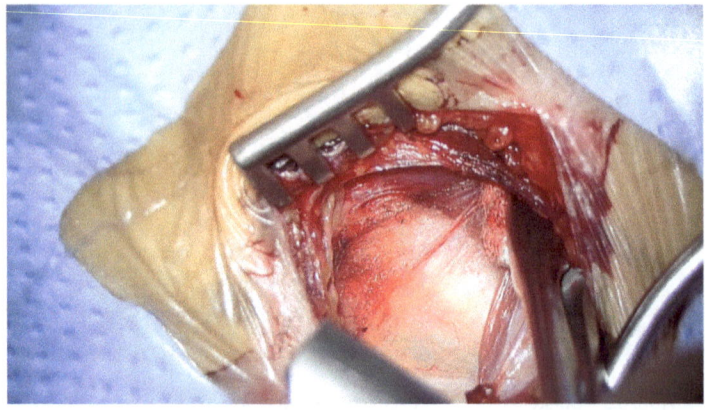

Abb. 8.6 Darstellen der A. carotis communis

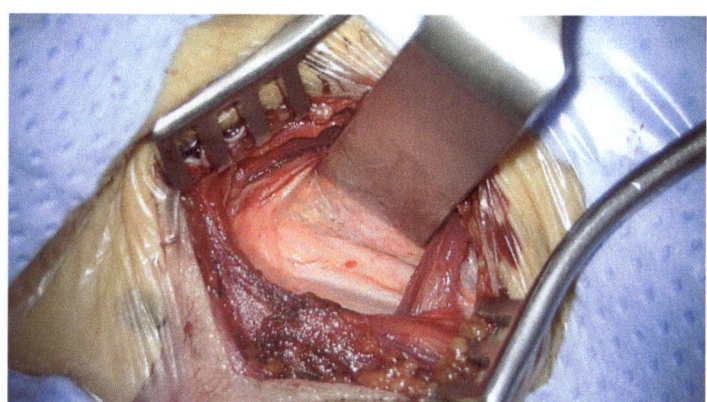

Abb. 8.7 Medialisieren des Aerodigestivtrakts

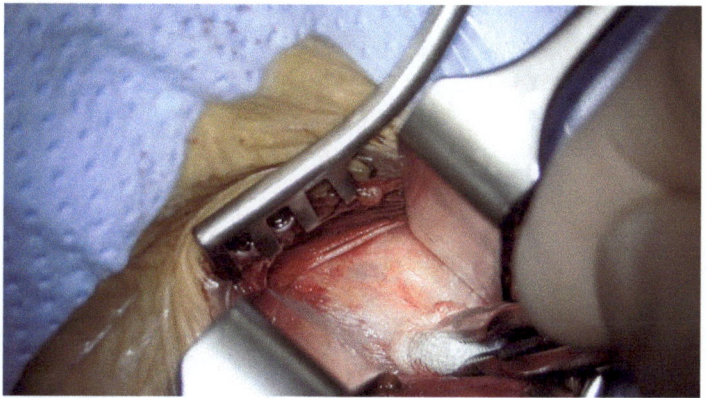

Abb. 8.8 Einstellen der Ventralfläche der HWS

Der Situs wird dann durch selbsthaltende Weichteilsperrer eingestellt (Abb. 8.9). Danach erfolgt zur Höhenkontrolle eine Röntgendurchleuchtung. Nun werden Caspar-Schrauben (Caspar 1989) in die Wirbelkörper des beteiligten Segments eingedreht (Abb. 8.10, Abb. 8.11). Dieser Vorgang wird mittels Röntgendurchleuchtung kontrolliert. Danach wird der Wirbelkörpersperrer aufgesetzt, fixiert und eine leichte Distraktion angelegt, so dass gerade das vordere Längsband gespannt wird (Abb. 8.12).

Unter Mikroskopsicht wird das vordere Längsband über dem Zwischenwirbelraum inzidiert und abgetragen (Abb. 8.13). Nun kann in der Regel reichlich lockeres Bandscheibengewebe mit einer Fasszange entfernt werden (Abb. 8.14). Die Diskektomie wird mit einem scharfen Löffel vervollständigt, dabei wird neben den Bandscheibenresten auch der hyaline Knorpel der Grund- und Deckplatte abgetragen, ohne dabei den kompakten Knochen zu perforieren (Abb. 8.15).

Die Resektion von dorsalen Osteophyten und die mikrochirurgische Dekompression des Myelons, bzw. des Spinalkanals, kann mittels

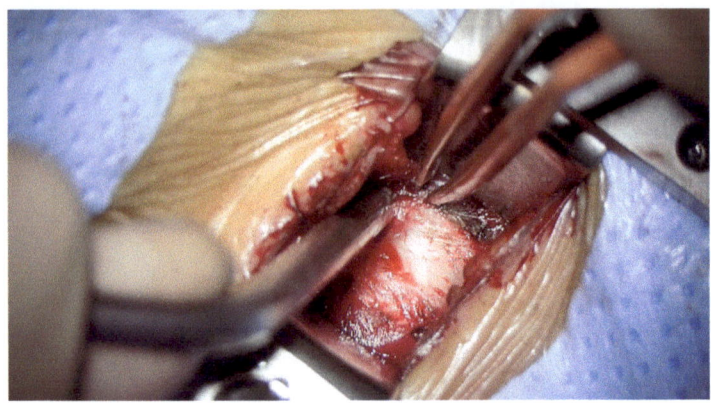

Abb. 8.9 Eingesetzter selbsthaltender Weichteilsperrer

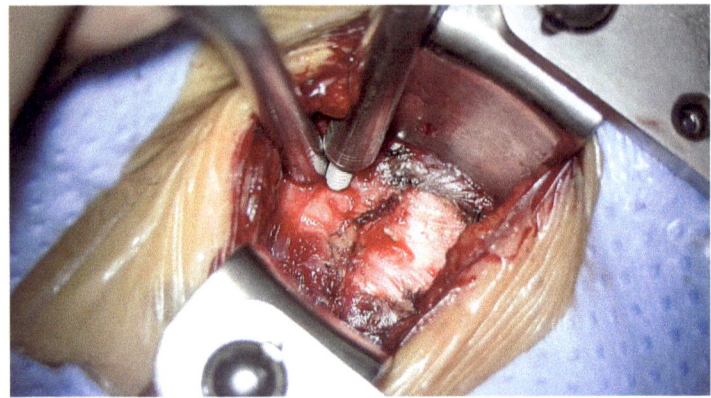

Abb. 8.10 Einbringen einer Caspar-Schraube in den kranialen Wirbel

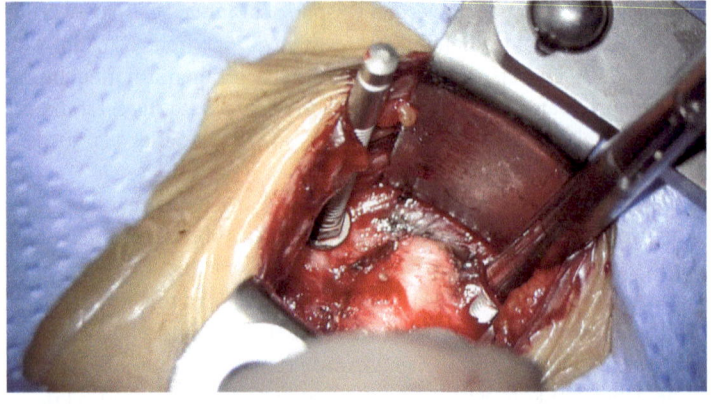

Abb. 8.11 Einbringen einer Caspar-Schraube in den kaudalen Wirbel

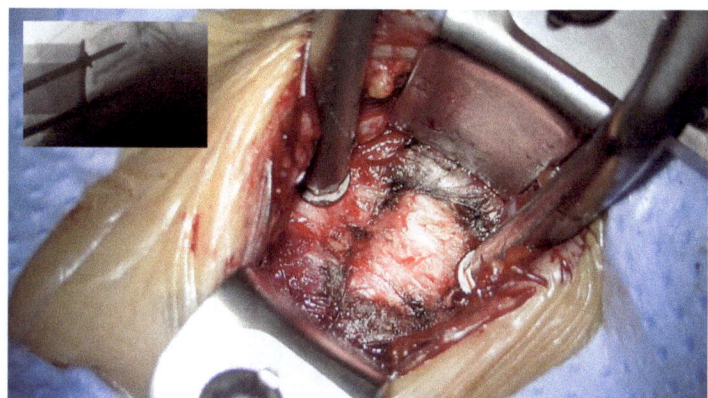

Abb. 8.12 Einsetzen des Caspar-Sperrers. Kleines Bild: OP-Situation unter Röntgendurchleuchtung

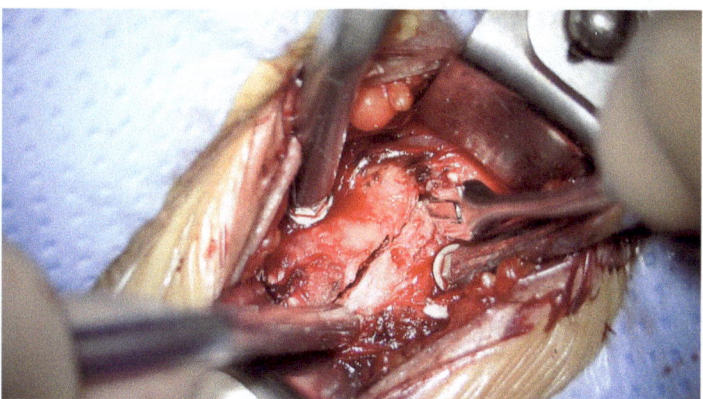

Abb. 8.13 Inzision des vorderen Längsbandes über dem Diskus

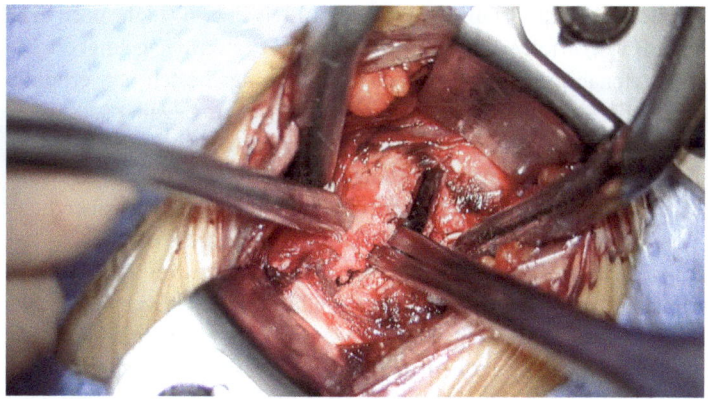

Abb. 8.14 Beginn der Diskektomie mit der Fasszange

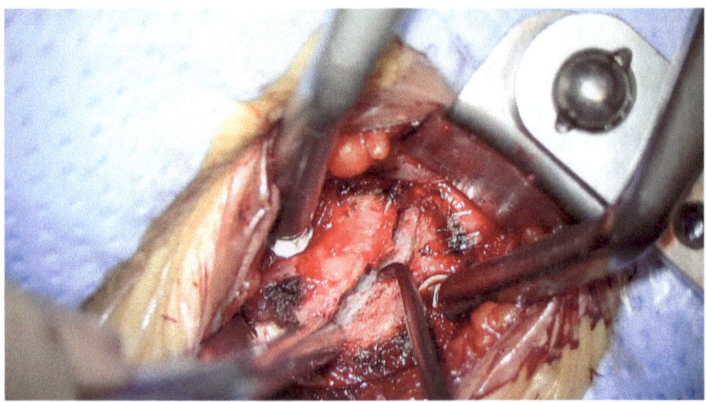

Abb. 8.15 Vervollständigen der Diskektomie mit dem scharfen Löffel

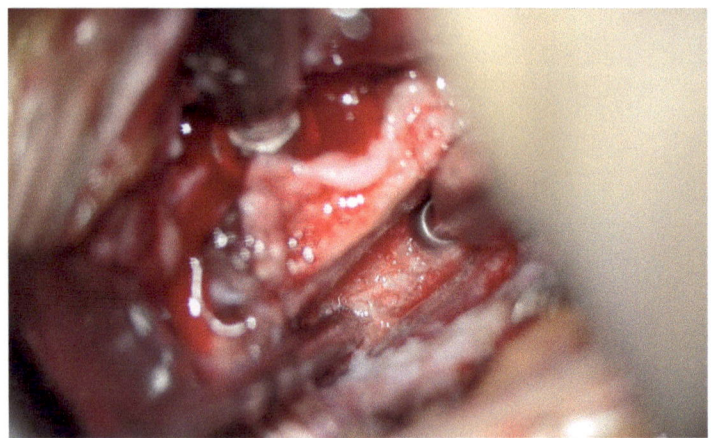

Abb. 8.16 Abtragen von Retrospondylophyten mit der Fräse

spezieller Flachfußstanzen und/oder mittels Fräsen (high speed drill; Abb. 8.16) erfolgen. Wird eine Rosenfräse verwendet, gelingt die Osteophytenabtragung am schnellsten, allerdings besteht ein erhöhtes Risiko für eine Dura- oder sogar Myelonverletzung. Daher sollte diese Option nur von einem erfahrenen Operateur gewählt werden. Alternativ kann eine Diamantfräse eingesetzt werden. Dabei ist das Risiko einer Duraverletzung vergleichsweise gering, es kommt aber beim Fräsvorgang zu einer größeren Hitzeentwicklung, die möglicherweise zu einer thermischen Schädigung nervaler Strukturen führt. Diesem Umstand muss durch großzügige Spülung und wiederholte Pausen beim Bohren Rechnung getragen werden. Der effektiven Abtragung von Osteophyten steht beim Fräsen eine größere Wahrscheinlichkeit einer heterotopen Ossifikation durch Knochenmehl gegenüber. Dies muss bei einer Prothesenimplantation berücksichtigt werden, da ansonsten die Prothese knöchern überbaut wird.

8.1 · Diskektomie und Diskusersatz

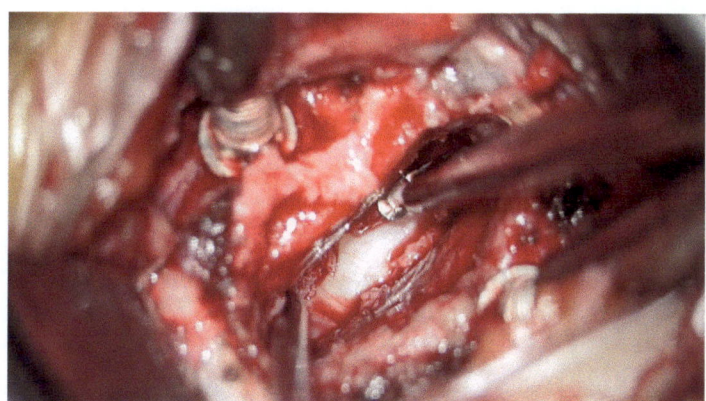

Abb. 8.17 Abtragen des hinteren Längsbandes mit der Stanze

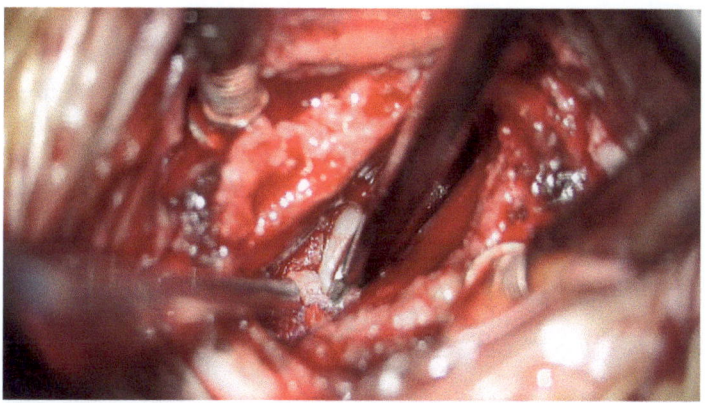

Abb. 8.18 Dekompression der Neuroforamina mit der Stanze

Danach wird das hintere Längsband mit einem sehr feinen Häkchen perforiert und sukzessive abgestanzt (Abb. 8.17). Auf diese Weise wird letztlich auch der Spinalkanal dekomprimiert, da man mit der Stanze dorsal der Wirbelkörper und lateral in den proximalen Neuroforamina verdicktes Band und Knochen abtragen kann (Abb. 8.18). Die Dekompression wird durch Austasten mit einem Nervenhaken unter Röntgendurchleuchtung kontrolliert (Abb. 8.19). Beim Stanzen ist zu berücksichtigen, dass es während des Abtragens von Retrospondylophyten zu einer temporären zusätzlichen Raumforderung durch das Instrument kommt, was im Falle einer vorbestehenden zervikalen Myelopathie zu einer Zunahme der Querschnittssymptomatik führen kann. Im Vergleich mit dem Fräsen ist das Stanzen etwas zeitaufwändiger. Ein weiterer relativer Nachteil des Stanzens ist das Auftreten von venösen Blutungen aus der Spongiosa, diese werden insbesondere beim Bohren mit einer Diamantfräse durch die Wärmeentwicklung verschlossen.

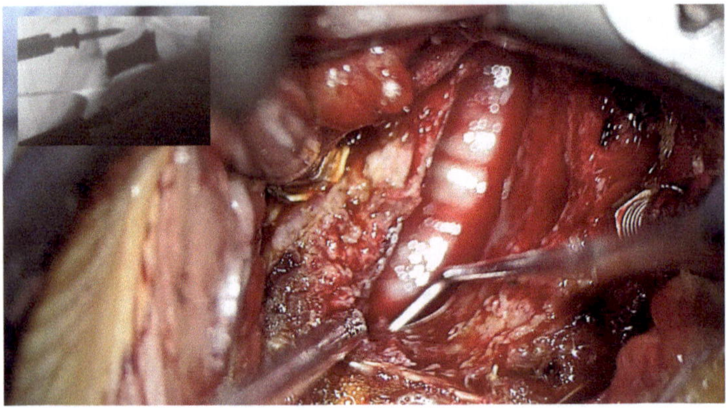

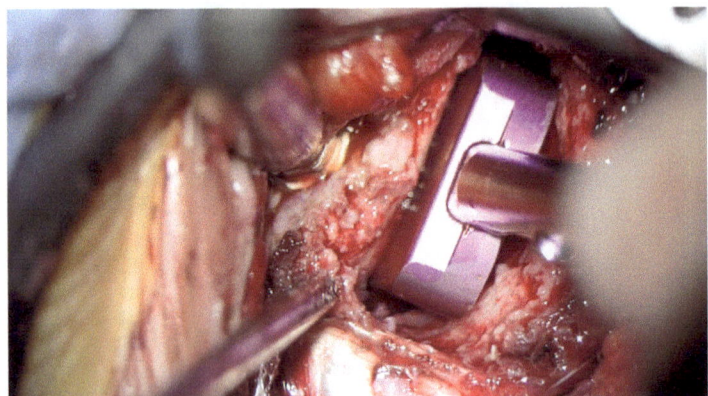

 Abb. 8.19 Kontrolle der Dekompression mit dem Nervenhaken. Kleines Bild: OP-Situation unter Röntgendurchleuchtung

 Abb. 8.20 Einbringen eines Probeimplantats

Nach Abtragung von hinterem Längsband und Retrospondylophyten wird die Distraktion auf das Segment etwas erhöht und das Probeimplantat für den Cage oder die Bandscheibenprothese eingebracht. Auf diese Weise wird die Größe des definitiven Implantats gemessen (Abb. 8.20). Letztlich wird das endgültige Implantat eingesetzt und die Distraktion zurückgenomen (Abb. 8.21). Zuvor kann der Effekt der Dekompression und die regelrechte Tiefe des Implantats mittels Kontrastmittelapplikation in den Zwischenwirbelraum und nach epidural kontrolliert werden (Abb. 8.22).

Abschliessend erfolgt der schrittweise Wundverschluß.

8.1.2 Implantation eines intervertebralen Cages

Die Implantation eines Cages ist im Regelfall eine unkomplizierte Prozedur. Trotz der zahlreichen Anbieter von Cages ist die grund-

8.1 · Diskektomie und Diskusersatz

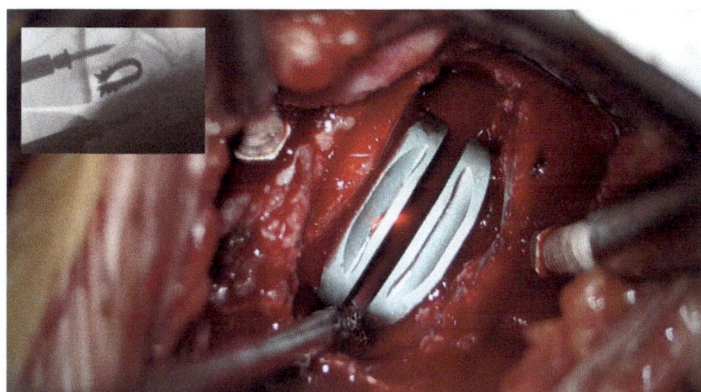

Abb. 8.21 Einsetzen des Bandscheibeninterponats DCI. Kleines Bild: OP-Situation unter Röntgendurchleuchtung

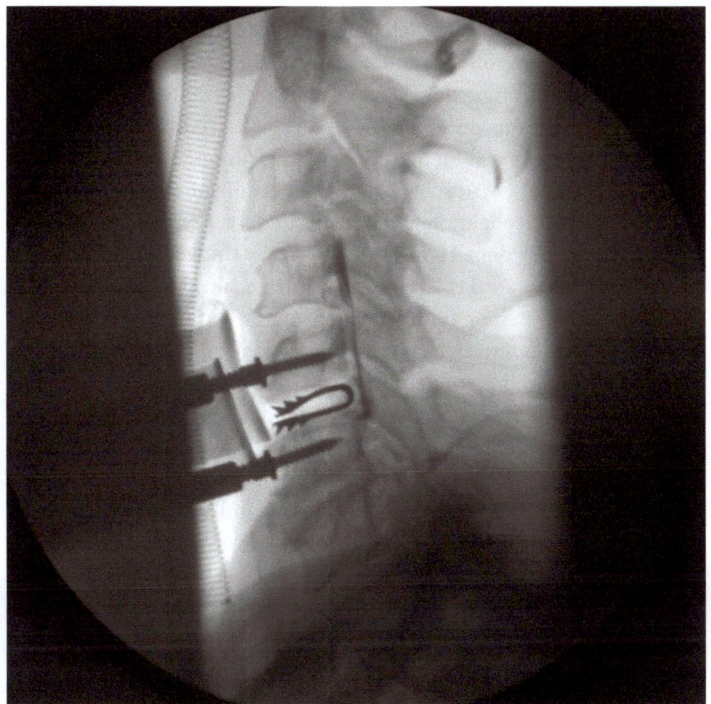

Abb. 8.22 Röntgendurchleuchtung unmittelbar nach Einbringen eines DCI-Implantats im Segment HW5/6 mit Caspar-Schrauben in HWK 5 und 6. Epidurale Kontrastmittelapplikation zur Kontrolle der Myelondekompression: dünne Kontrastmittelsäule dorsal der Hinterkanten von HWK 4, 5 und partiell 6 sowie dorsal des DCI-Implantats

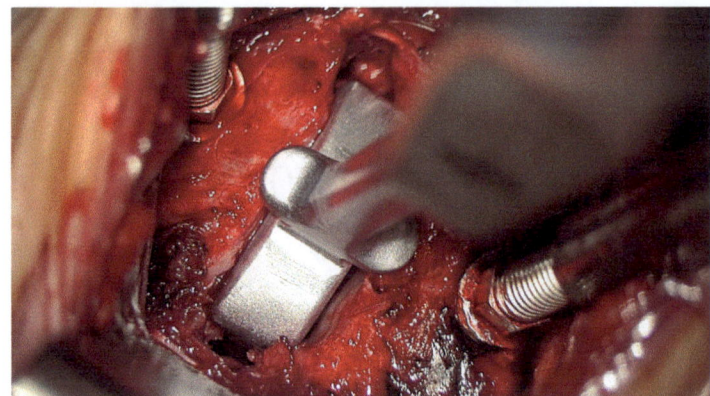

Abb. 8.23 Einbringen eines Probeimplantats Cornerstone (Medtronic GmbH, Meerbusch, Deutschland) der Größe 4×16×14 mm (H/B/T) nach erfolgter Diskektomie im Segment HW5/6. Das Einbringinstrument verfügt über eine Stoppvorrichtung, die ein zu tiefes Eindringen des Implantats verhindert

legende OP-Methodik die gleiche. Zunächst wird mittels eines Probeimplantats die Größe ermittelt (Abb. 8.23). In den allermeisten Fällen beträgt die Höhe des Cages 4–5 mm, die Breite 16–20 mm und die Tiefe 12–16 mm. Zu empfehlen ist die Verwendung eines Cage-Fabrikats, bei dem sich an den Einbringinstrumenten eine Stoppvorrichtung befindet (▶ Abschn. 10.4). Dies erhöht die Sicherheit beim Einbringen des Probeimplantats, insbesondere wenn einige kontrollierte Schläge mit dem Hammer notwendig sind. Ohne eine solche Stoppvorrichtung ist das Risiko der ventralen Kompression des Rückenmarkes bzw. einer traumatischen unabsichtlichen Myelonschädigung, insbesondere bei einem unerfahrenen Operator oder bei Ausbildungsoperationen, deutlich größer.

Um eine sichere Fusion der angrenzenden Wirbelkörper nach ca. 3 Monaten zu erreichen, ist das Befüllen des Cages mit osteoinduktivem Biomaterial sinnvoll (Abb. 8.24). Die Verankerung des Cages erfolgt meist durch kleine Spikes an der Grund- und Deckfläche des Cages sowie insbesondere durch das Profil der Cageoberfläche selbst (Abb. 8.25). Das Einbringen des Implantats erfolgt unter Röntgendurchleuchtung und unter temporärer Erhöhung der Distraktion durch den Wirbelkörper-Sperrer. Nach Rücknahme der Distraktion wird die adäquate Position des Cages nochmals radiologisch dokumentiert.

8.1.3 Implantation einer Diskusprothese

Auch bei der Implantation einer Vollprothese wird zunächst mit Hilfe eines Probeimplantats Höhe, Breite und Tiefe ermittelt. Je nach Modell müssen die Grund- und Deckplatte für die Implantation vor-

8.1 · Diskektomie und Diskusersatz

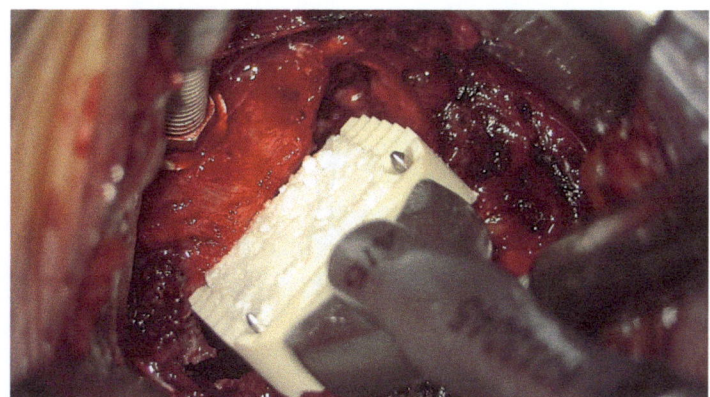

Abb. 8.24 Einbringen des PEEK-Cages Cornerstone, der zuvor mit dem osteoinduktiven Material Vitoss befüllt wurde. Dieser Cage verfügt zusätzlich über kleine Spikes, die ihn nach Rücknahme der Distraktion in Grund- und Deckplatte der angrenzenden Wirbelkörper verankern

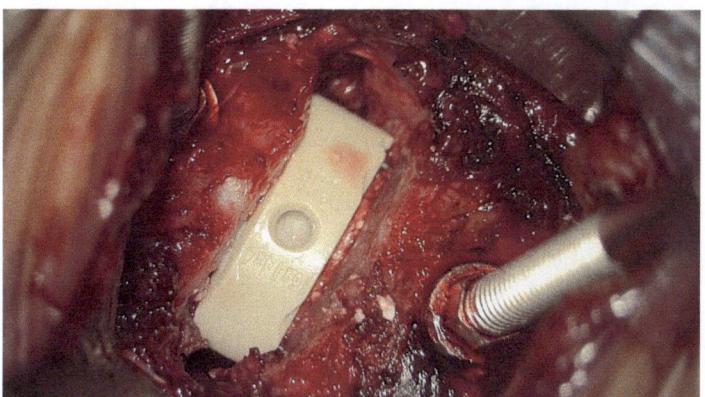

Abb. 8.25 Cage in situ nach Entfernung des Caspar-Sperrers

bereitet werden. Beispielsweise bei der M6C-Prothese (Spinal Kinetics, Sunnyvale, Vereinigte Staaten von Amerika) müssen Kielspuren für die endgültige Prothese mit einem speziellen Meißel angelegt werden (Abb. 8.26). Dieser muss mit Hilfe eines Hammers eingeschlagen werden, weshalb auch hier eine Stoppvorrichtung, welche ein zu tiefes Eindringen des Instruments in den Zwischenwirbelraum mit konsekutiver Myelonschädigung verhindert, essentiell ist (Abb. 8.26).

Nach Anlegen der Kielspuren müssen diese zwingend von Knochen- und Knorpelresten befreit werden (Abb. 8.27). Geschehen diese Operationsschritte zentriert im Intervertebralraum, so ist ein guter Sitz der Prothese vorgegeben (Abb. 8.28).

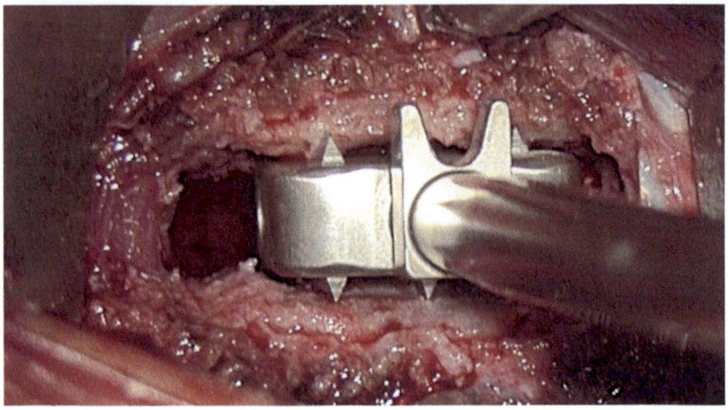

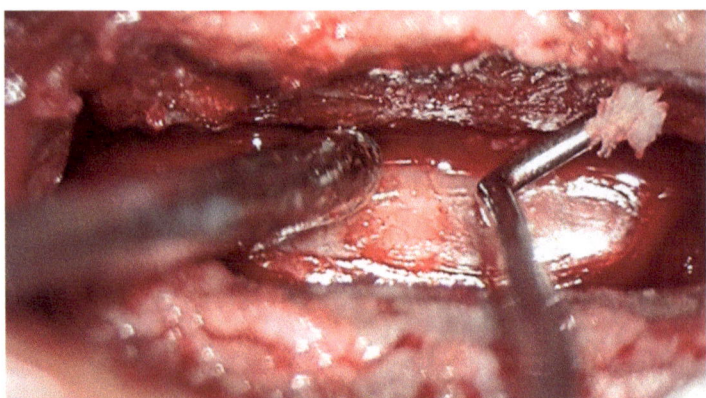

● **Abb. 8.26** Meißel zur Vorbereitung der Kielspuren für eine M6C-Prothese. Am Oberrand des Haltestabes befindet sich eine Stoppvorrichtung, die ein zu tiefes Eindringen des Meißels beim Einschlagen verhindert

● **Abb. 8.27** Essentielles Befreien der Kielspuren von kleinen Knochen- und Knorpelresten, damit diese nicht in den Spinalkanal dislozieren und sekundär eine Nervenwurzel- oder Rückenmarkskompression verursachen

8.2 Korpektomie und ventrale Plattenosteosynthese

Der operative Zugangsweg für eine Korpektomie erfolgt über den im ▶ Abschn. 8.1.1 beschriebenen anterolateralen Standardzugang in Rückenlage mit rekliniertem Kopf. Unter leichter Distraktion und Mikroskopsicht erfolgt die Diskektomie von zumindest einer benachbarten Bandscheibe (● Abb. 8.29, ● Abb. 8.30, ● Abb. 8.31). Auch bei Korpektomie mit Wirbelkörperersatz ist, wie bei einer alleinigen Diskektomie, darauf zu achten, dass der hyaline Knorpel an den Grund- und Deckplatten vollständig entfernt wird, um eine sichere knöcherne Durchbauung zu ermöglichen. Dabei sollte die Kortikalis

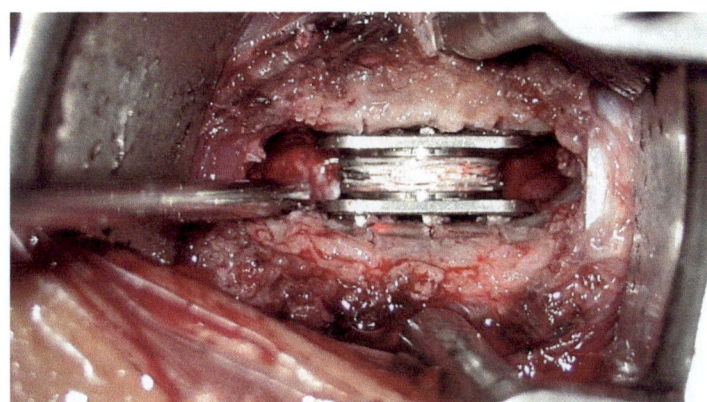

Abb. 8.28 Finale Position der median im Intervertebralraum eingeschlagenen M6C-Prothese. Gut sichtbare Nuten in Grund- und Deckplatte. Aufgrund der relativ weiten Recessus uncinati ist die Dekompression der Neuroforamina auch nach Implantation der Diskusprothese gut zu sehen.

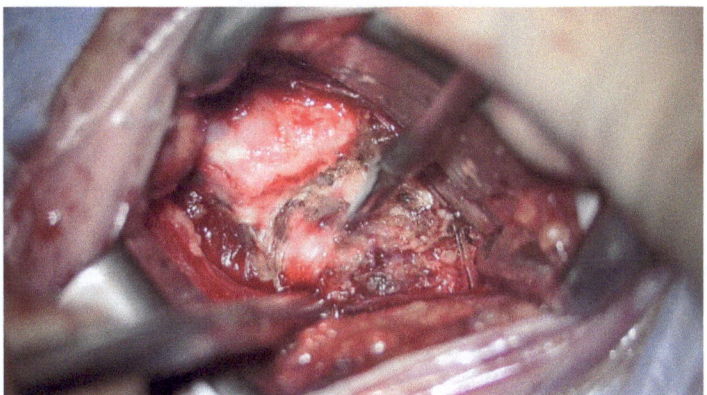

Abb. 8.29 Inzision des vorderen Längsbands über dem Diskus

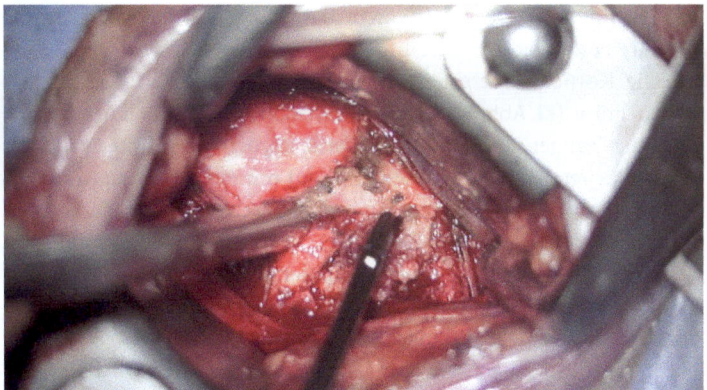

Abb. 8.30 Beginn der Diskektomie mit der Fasszange

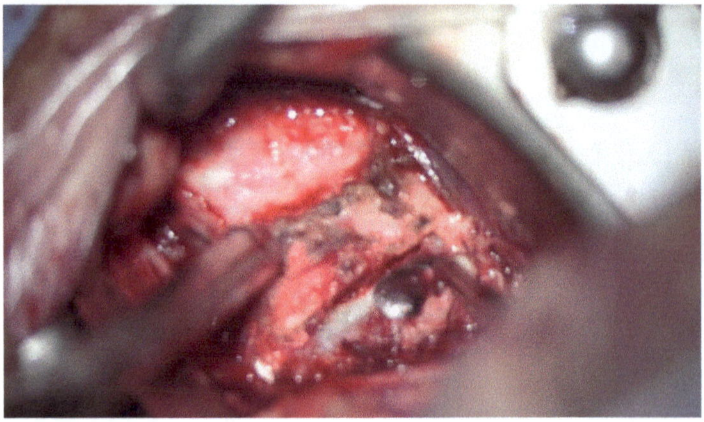

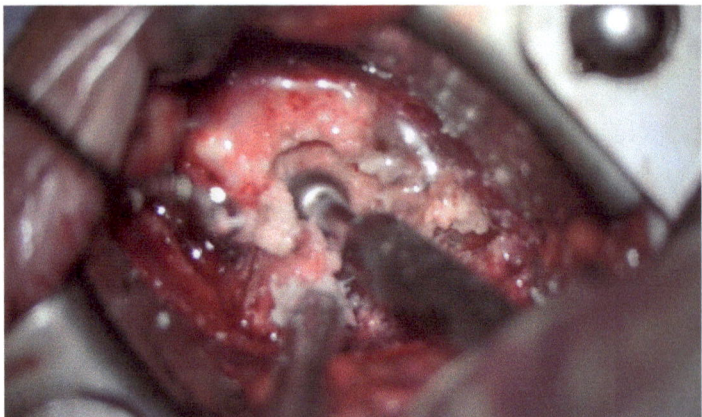

Abb. 8.31 Abtragen von Knorpel an Grund- und Deckplatte mittels scharfem Löffel

Abb. 8.32 Abtragen des Wirbelkörpers mit dem High-Speed-Drill

der Grund- bzw. Deckplatte nicht beschädigt werden, da diese die primäre Festigkeit und Lastaufnahme gewährleistet.

Die Korpektomie erfolgt mit dem High-Speed-Drill und einer Rosen-Fräse (Abb. 8.31). Alternativ kann der Wirbelkörper auch mit Luer-Zangen und Stanzen entfernt werden. Die Hinterwand des Wirbelkörpers lässt sich im Regelfall gut mit einer Diamantfräse abtragen (Abb. 8.32). Letztere eignet sich auch zum Abtragen größerer Retrospondylophyten (Abb. 8.33), wobei deren Reste mitsamt dem hinteren Längsband im Rahmen der Dekompression abgestanzt werden können. Für das Abtragen des hinteren Längsbandes werden ausschließlich Flachfußstanzen verwendet (Abb. 8.34, Abb. 8.35). Nach Vervollständigen der Spinalkanaldekompression wird der Korpektomiedefekt ausgemessen, um die exakte Größe für den Wirbelkörperersatz bestimmen zu können. Nun wird ein enspechend

8.2 · Korpektomie und ventrale Plattenosteosynthese

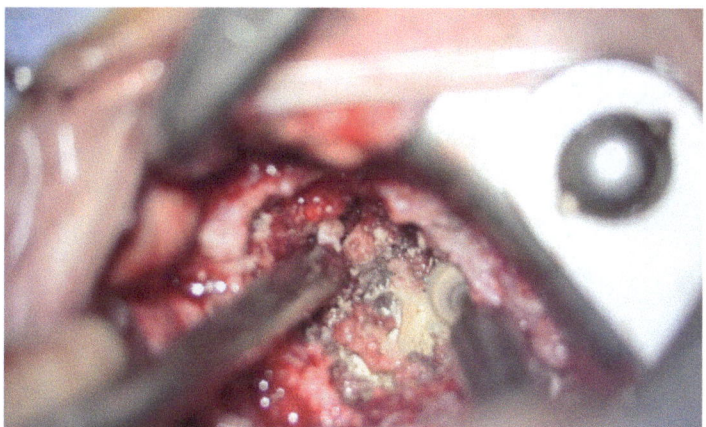

◘ **Abb. 8.33** Abtragen der Hinterkante (High-Speed-Drill mit Diamantfräse)

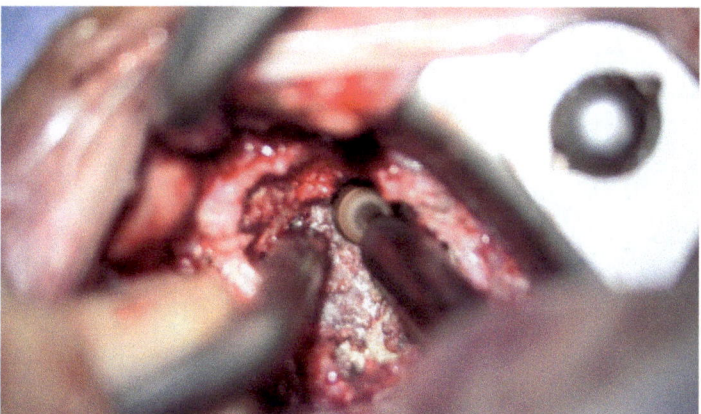

◘ **Abb. 8.34** Abtragen von Spondylophyten (High-Speed-Drill mit Diamantfräse)

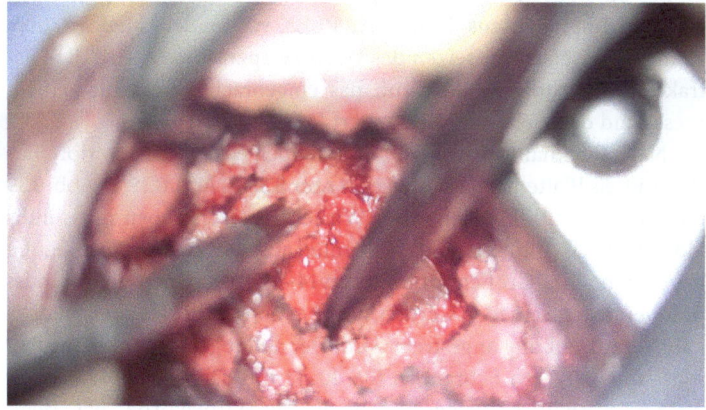

◘ **Abb. 8.35** Dekompression: Abstanzen des hinteren Längsbands

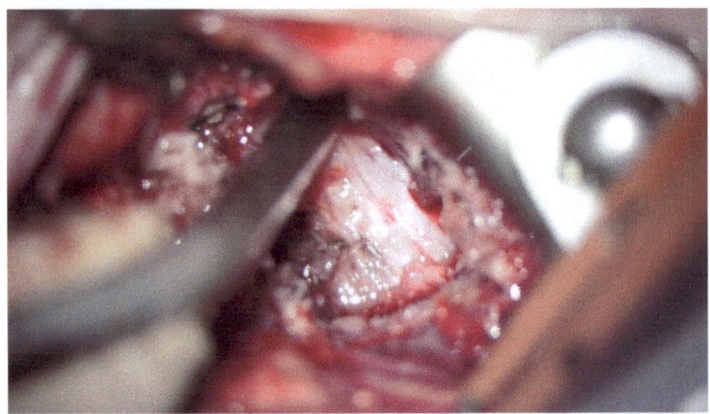

Abb. 8.36 Darstellen der spinalen Dura des Halsmarkes während der Dekompression

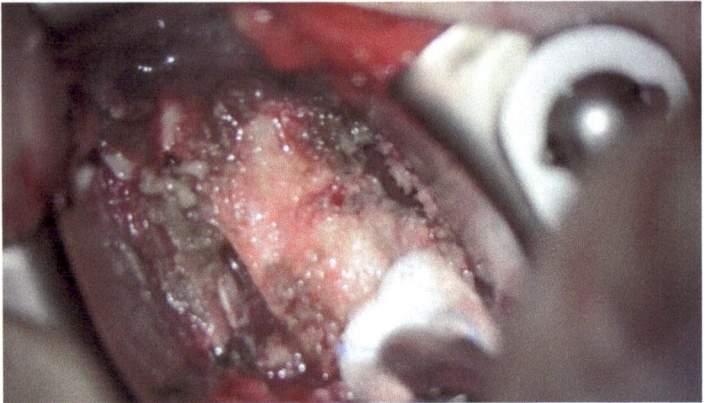

Abb. 8.37 Eingesetzter autologer Beckenkammspan im Korpektomiedefekt

großes autologes Knochentransplantat am Beckenkamm gewonnen oder ein Implantat aus Titan oder PEEK verwendet (Medow 2006; König 2013). Nach Einsetzen des Wirbelkörperersatzes wird die Distraktion aufgehoben und somit das eingebrachte Implantat eingepresst und dadurch bereits verankert (Abb. 8.36).

Nach Rücknahme der Caspar-Schrauben erfolgt die anteriore Fusion mittels Plattenosteosynthese (Abb. 8.37, Abb. 8.38, Abb. 8.39 und Abb. 8.40). Die Länge der Wirbelkörperschrauben muss individuell an CT-Aufnahmen des Patienten ausgemessen werden, häufig liegt sie in einer Größenordnung von 14–18 mm. Des Weiteren muss präoperativ entschieden werden, ob eine monokortikale oder bikortikale Verschraubung angestrebt wird. Der autologe Beckenkammspan muss mit kürzeren Schrauben (ca. 10–12 mm) fixiert werden, da er oft eine wesentlich geringere Tiefe als die Wirbelkörper hat. Beim Eindrehen der Schrauben in den Beckenkammspan muss dringend

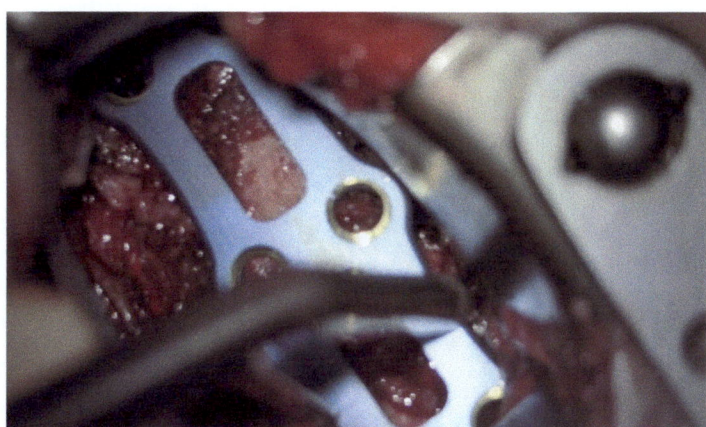

Abb. 8.38 Einsetzen der Platte Reflex Hybrid (Stryker GmbH, Duisburg, Deutschland). In den mittleren Löchern Verschlussringe erkennbar, welche beim Festziehen der Schrauben eine Verriegelung bewirken

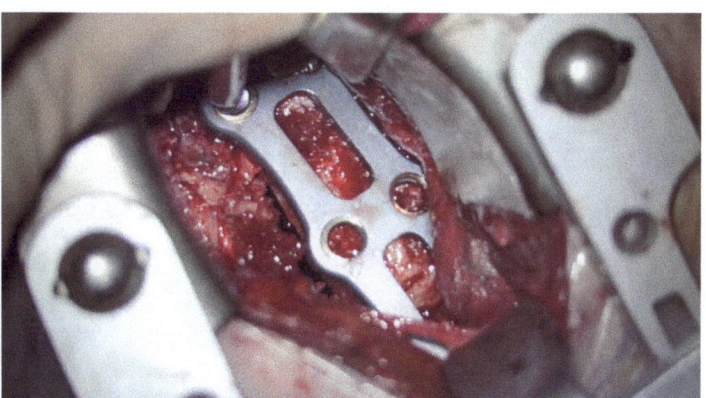

Abb. 8.39 Selbstbohrende Schrauben fixieren die Platte an HW4

darauf geachtet werden, dass er nicht sekundär disloziert und zu einer Myelonkompression führt.

Wie bereits im ▶ Abschn. 7.2.2 beschrieben, gibt es je nach Hersteller verschiedene Möglichkeiten von Winkelvariabilität oder -stabilität. Häufig wird durch einen Blockmechanismus in der Platte selbst oder durch ein spezielles Instrument ein Konvergenzwinkel der Schrauben in der axialen Ebene vorgegeben, um eine lateralisierte Fehllage mit Verletzung der A. vertebralis zu vermeiden. Die meisten Hersteller bieten selbstbohrende Schrauben an, sodass diese ohne Vorbohren unter radiologischer Kontrolle sukzessive eingedreht werden können. Sind alle Schrauben nachgezogen, werden diese durch einen Verriegelungsmechanismus in der Platte selbst (z. B. Reflex Hybrid; ◘ Abb. 8.38) oder durch zusätzliche kleine Verriegelungsschrauben (z. B. Skyline; ▶ Abb. 7.21) arretiert.

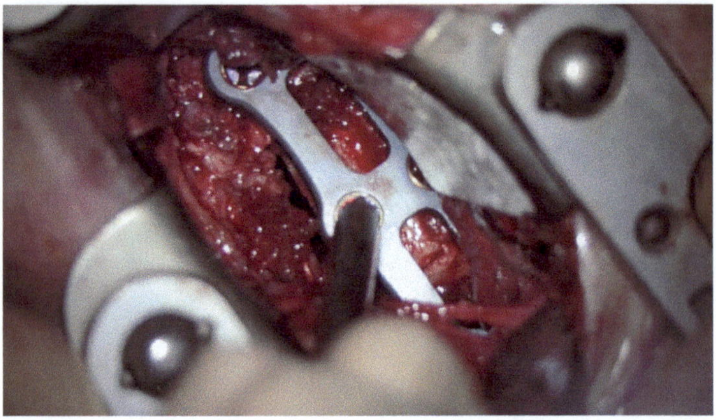

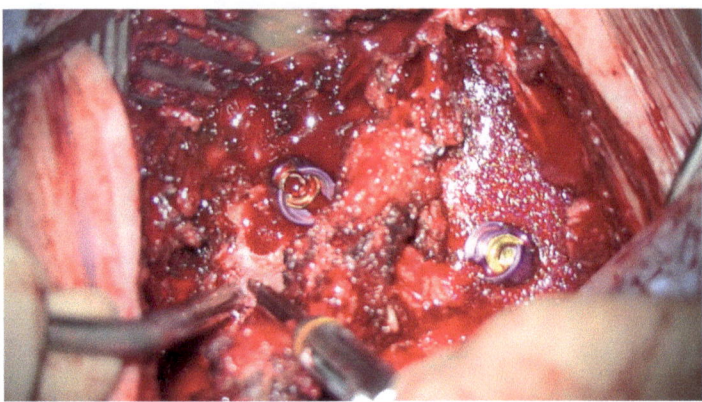

◘ **Abb. 8.40** Fixieren der Platte am Beckenkammspan. Hierbei ist dringend darauf zu achten, dass der Knochenspan nicht sekundär disloziert und zu einer Myelonkompression führt. Verwenden von kürzeren Schrauben, da der Beckenkammspan meist eine geringere Tiefe als die Wirbelkörper hat

◘ **Abb. 8.41** Vorbohren für die Massa-lateralis-Schrauben (Durchmesser des Spiralbohrers: 3,2 mm)

8.3 Laminektomie und dorsale Fusion

Der dorsale Zugang erfolgt in Bauchlage mit Fixieren des Kopfes in einer Mayfield-Halterung mit moderater Traktion der HWS. Nach Durchtrennen der Ansätze der Nackenmuskulatur in der Mittellinie werden die Laminae der Halswirbel eingestellt. Die Muskulatur muss soweit abgeschoben sein, dass die Massae laterales ausreichend sichtbar sind, um mit Hilfe des C-Bogens die Bohrungen für die Schrauben des Fixateurs anlegen zu können (◘ Abb. 8.41). Für die Bohrrichtung hat sich die Technik nach Magerl bewährt, hierbei zielt man 25° nach lateral und 45° nach kranial (Komotar 2006).

Anschließend werden die Bohrungen mit einer stumpfen Sonde ausgetastet, um zu prüfen, ob der Bohrkanal vollständig von Kno-

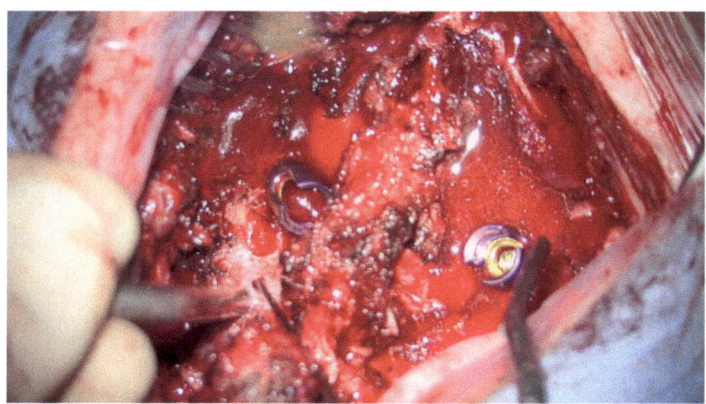

Abb. 8.42 Austasten des Bohrkanals und Tiefenmessung

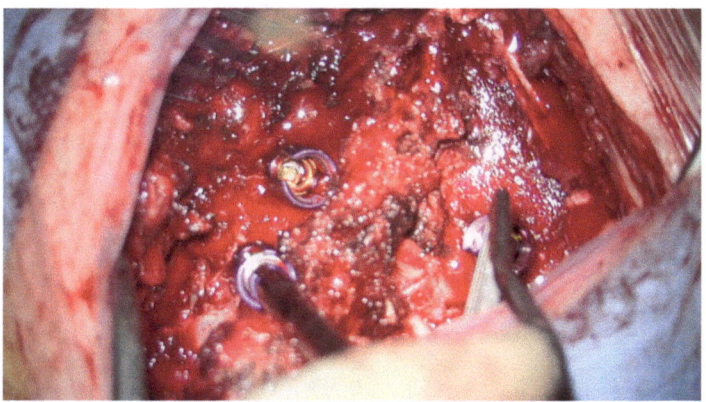

Abb. 8.43 Eindrehen einer Massa-lateralis-Schraube

chen umgeben ist und ob die Kortikalis nach anterior perforiert ist (Abb. 8.42). Danach wird die Länge der Schrauben bestimmt und die Massa-lateralis-Schrauben werden eingedreht (Abb. 8.43). Die Dimension der Schrauben beträgt 3,5 mm im Durchmesser und in der Länge, je nach individuellen anatomischen Gegebenheiten, 10–16 mm. Werden zu lange Schrauben verwendet, besteht bei zu weit lateral gelegener Die Zielrichtung der Schraube beim Beginn des Eindrehvorgangs Trajektorie die Gefahr einer Verletzung der A. vertebralis.

Wenn alle Wirbel besetzt sind, wird die Länge der Verbindungsstäbe ausgemessen (Abb. 8.44). Bei dem Toploading-System Synapse (▶ Abschn. 7.3.1) liegt die Polyaxialität der Schraubenköpfe bei 50°, daher gelingt die Einlage der Verbindungsstäbe in aller Regel problemlos. Nach Anziehen der Verriegelungsschrauben kann optional ein Querverbinder angebracht werden, der die Winkelstabilität des gesamten Konstrukts erhöht (Abb. 8.45).

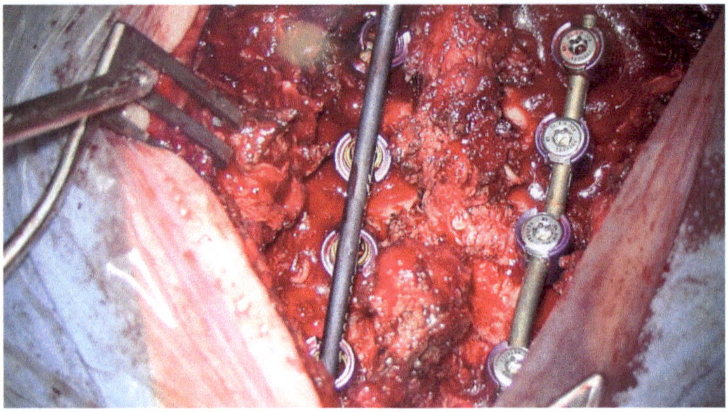

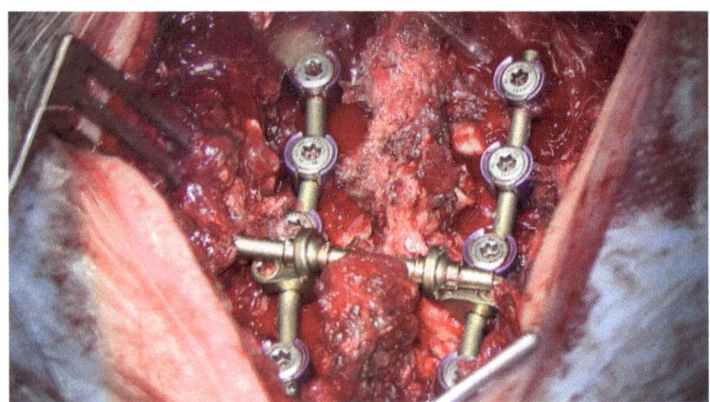

◘ **Abb. 8.44** Ausmessen der Länge des Verbindungsstabs

◘ **Abb. 8.45** Vollständige Osteosynthese mit Querverbinder (System Synapse, Fa. DePuy/Synthes)

Nach Vervollständigen der Osteosynthese ist in aller Regel genügend Raum für die Laminektomie zur Dekompression des Spinalkanals vorhanden (◘ Abb. 8.46). Indem die Laminektomie erst nach der Instrumentierung durchgeführt wird, wird vermieden, dass es im Falle eines Verrutschens mit dem Schraubendreher beim Aufsetzen bzw. Eindrehen der Massa-lateralis-Schrauben zu einer Myelonläsion kommt.

8.4 Open-Door-Laminoplastie, Laminotomie, Foraminotomie und Modifikationen

8.4.1 Open-Door-Laminoplastie

Bei der klassischen Technik werden die Laminae (meist von drei Wirbeln) am Übergang zur Massa lateralis mit einem Kraniotom oder einer

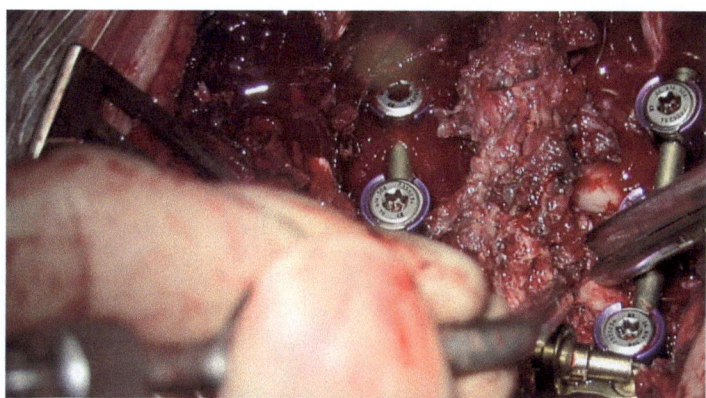

 Abb. 8.46 Laminektomie mit der Stanze zur Dekompression

Stichsäge durchtrennt. Auf der gegenüberliegenden Seite wird nur die äußere Kortikalis angefräst, beim Aufklappen der »Tür« entsteht hier eine Grünholzfraktur (»Scharnier«). Die aufgeklappten Laminae werden an der offenen Seite mit Miniplättchen an der Massa lateralis des jeweiligen Wirbels derart befestigt, dass die Erweiterung des Spinalkanals gehalten wird. Nachteil dieser klassischen Technik ist, aus Sicht der Autoren, dass eine gute osteoligamentäre Dekompression, insbesondere auf der »Scharnierseite« im Bereich der Neuroforamina, schwierig zu erreichen ist. Daher verwenden die Autoren eine modifizierte Technik mit temporärer Laminektomie mittels Kraniotom (Abb. 8.47, Abb. 8.48, Abb. 8.49, Abb. 8.50, Abb. 8.51, Abb. 8.52, Abb. 8.53 und Abb. 8.54). Dadurch kann der laterale Spinalkanal beidseits mühelos und ausgiebig dekomprimiert werden, des Weiteren ist eine gute Dekompression im Bereich der kranial und kaudal angrenzenden Wirbelbögen durch Undercutting möglich (König 2014). Die temporär aus dem OP-Feld entfernten Laminae werden zunächst an der Innenseite komplett von Resten der Ligamenta flava befreit, was zu einer effektiven Erweiterung des Spinalkanals beiträgt. Danach werden die Laminae außerhalb des Situs mit Titan-Miniplättchen vorverplattet. Diese Technik minimiert das Risiko einer Myelonschädigung beim Anbringen der Plättchen. Nun werden die Laminae nacheinander wieder eingesetzt und asymmetrisch fixiert mit einem kurzen Plättchen auf einer Seite (direkter Knochenkontakt begünstigt das Einheilen) und mit längeren Plättchen auf der Open-door-Seite (Abb. 8.55). Dieses Vorgehen entspricht einer Laminoplastie im engeren Sinne.

8.4.2 Laminotomie und Foraminotomie

Bei umschriebenen Stenosierungen kann unter Mikroskopsicht mit einer Diamantfräse eine längsovale interlaminäre Öffnung geschaffen werden, die einer Teilhemilaminektomie zweier benachbarter Laminae entspricht. Diese Vorgehensweise eignet sich für unilaterale

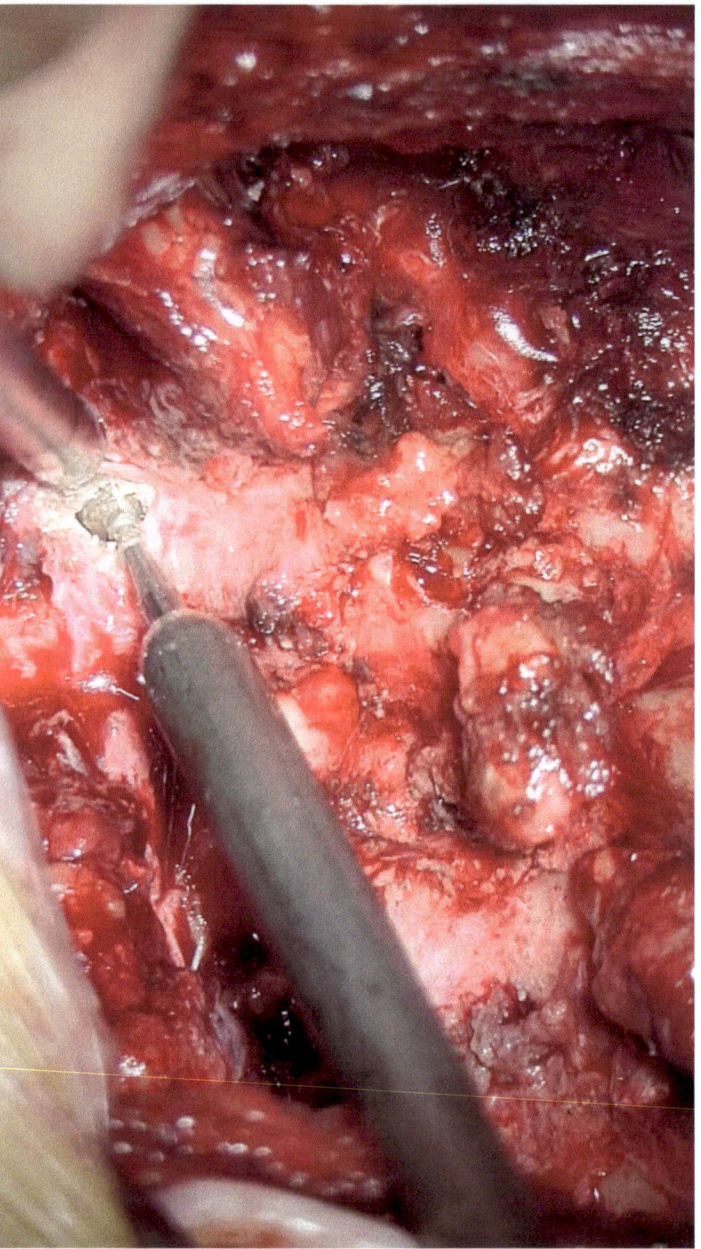

Abb. 8.47 Umschriebene Laminotomie mit der Diamantfräse als Einstieg für das Kraniotom

dorsale ligamentäre Hypertrophien und vermeidet eine vollständige (Hemi-)Laminektomie.

Für den besonderen Fall eines weit lateral gelegenen Diskusprolaps oder einer umschriebenen Enge eines Neuroforamens eignet sich die Foraminotomie nach Frykholm. Hier wird über eine kleine para-

8.4 · Open-Door-Laminoplastie, Laminotomie, Foraminotomie und Modifikationen

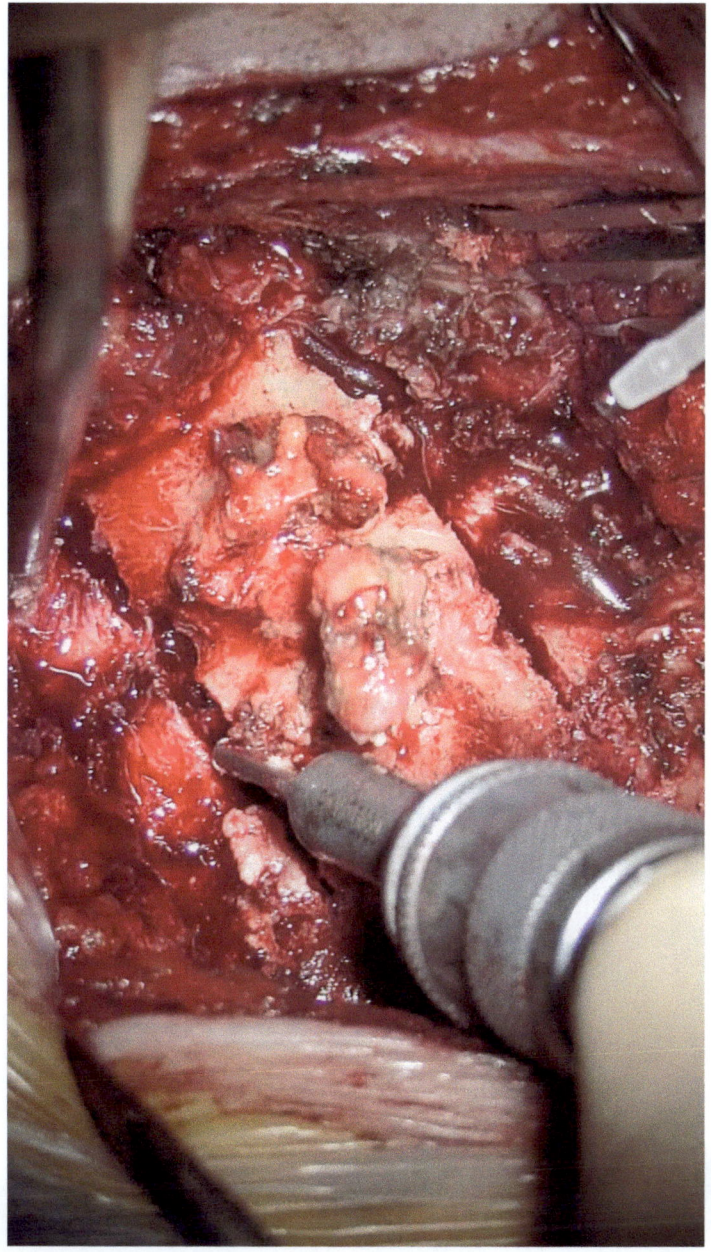

Abb. 8.48 Durchtrennen der Laminae linksseitig mit dem Kaniotom

mediane Hautinzision ein besonders kleiner Spekulum-Sperrer eingebracht und auf den Übergang von den Laminae zweier benachbarter Wirbel zum dazugehörigen Facettengelenk zentriert. Nach radiologischer Kontrolle des Zugangswegs wird mit einer kleinen Diamantfräse und einer 2 mm-Flachfußstanze eine minimale laterale Laminotomie

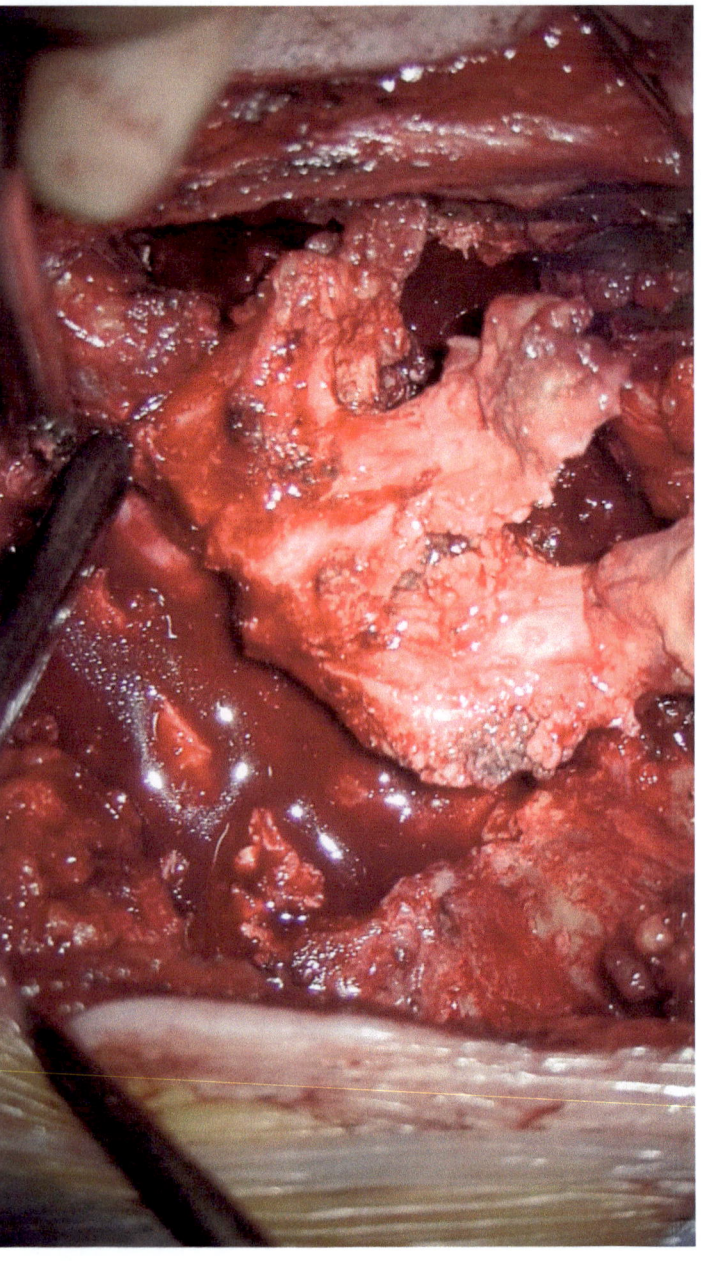

◘ **Abb. 8.49** Bergen des Komplexes aus Laminae, Dornfortsätzen, Ligamenta flava und interspinösen Bändern

mit Darstellung des Nervenwurzelabgangs geschaffen (◘ Abb. 8.56). In Undercutting-Technik wird nach intraforaminal dekomprimiert. Gegebenenfalls wird mit dem Nervenhaken ein Bandscheibensequester luxiert. Diese Technik eignet sich besonders für die kaudalen Segmente HW6/7 und HW7/BW1, da hier bei ventralem Zugang die Röntgendurchleuchtung aufgrund der Schultern erheblich erschwert ist.

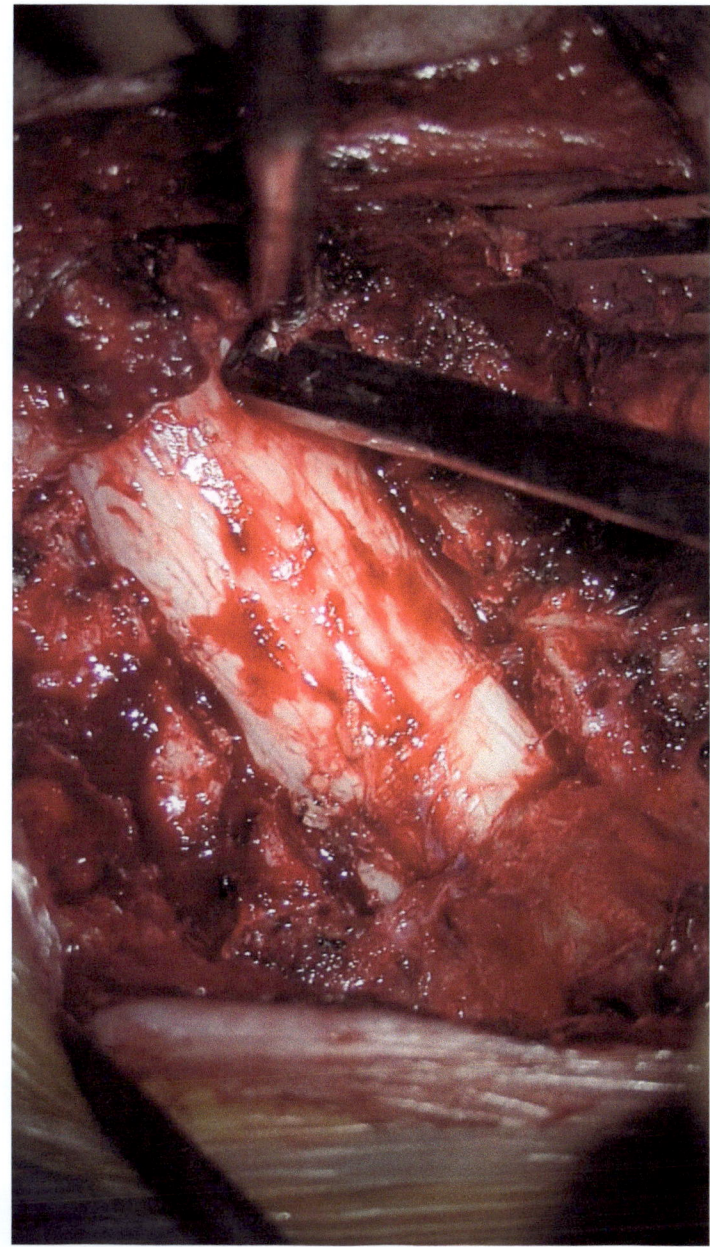

Abb. 8.50 Vervollständigen der Dekompression

8.5 Kombinierter Zugang

Wenn ein kombinierter Zugang indiziert ist (Korpektomie von mehr als zwei Wirbelkörpern, schlechte Knochenqualität etc.), ist im Regelfall eine einzeitige Operation zu bevorzugen. Damit wird eine zweite Intubation bzw. Narkose vermieden und die Operationszeit sowie der

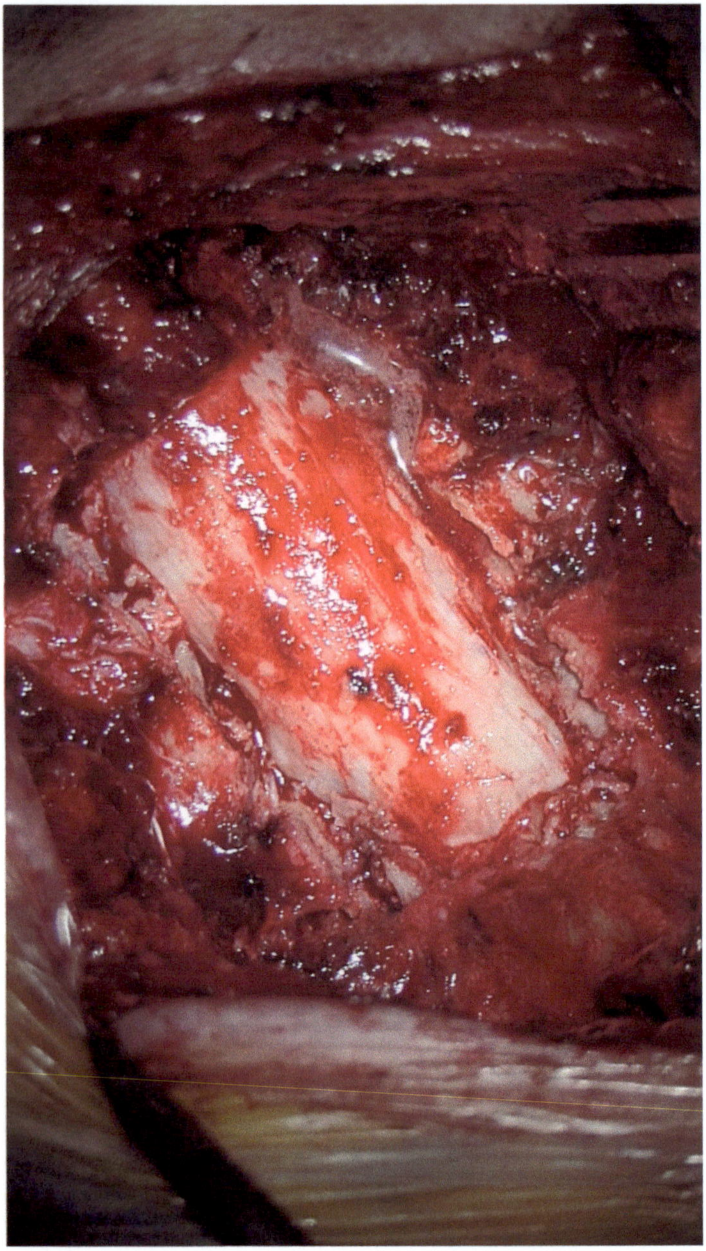

◘ Abb. 8.51 Vollständigte Dekompression nach lateral und kraniokaudal

Blutverlust minimiert (Kim 2006; König 2013; König 2014). Zusätzlich wird dadurch insgesamt eine Verkürzung des Krankenhausaufenthaltes erreicht. Bemerkenswert ist, dass bei zwei separaten Operationen aufgrund der Charakteristik des DRG-Systems (System der diagnosebezogenen Fallgruppen) unter Umständen zwei Fälle getriggert werden können und damit ein höherer Erlös erzielt wird.

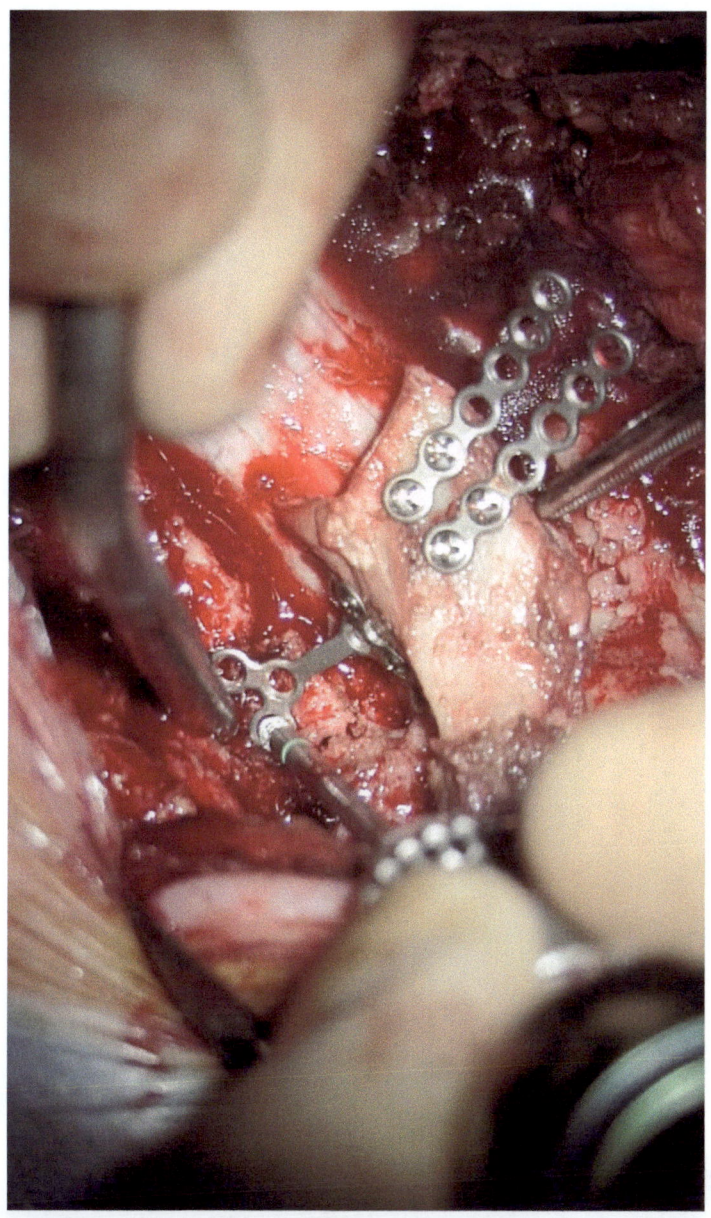

Abb. 8.52 Fixieren der Lamina HW6 auf der kurzen Seite

Die chirurgische Technik einer einzeitigen dorsoventralen Versorgung entspricht ansonsten dem Vorgehen, wie in ▶ Abschn. 8.2 und ▶ Abschn. 8.3 beschrieben. Zuerst erfolgt in der Regel die Diskektomie/Korpektomie und nach Umlagern des Patienten eine posteriore Instrumentierung, wobei durch die anteriore Dekompression eine Laminektomie nur in ausgewählten Fällen erforderlich ist.

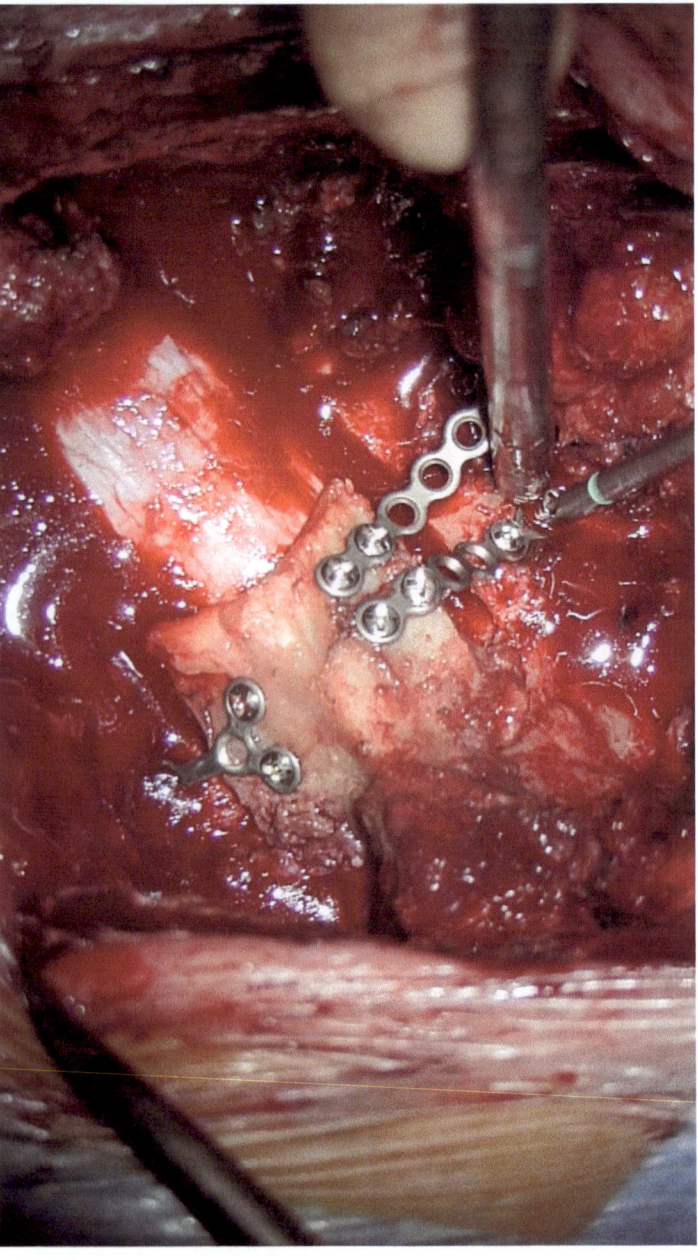

Abb. 8.53 Fixieren der Lamina HW6 auf der offenen Seite

8.5 · Kombinierter Zugang

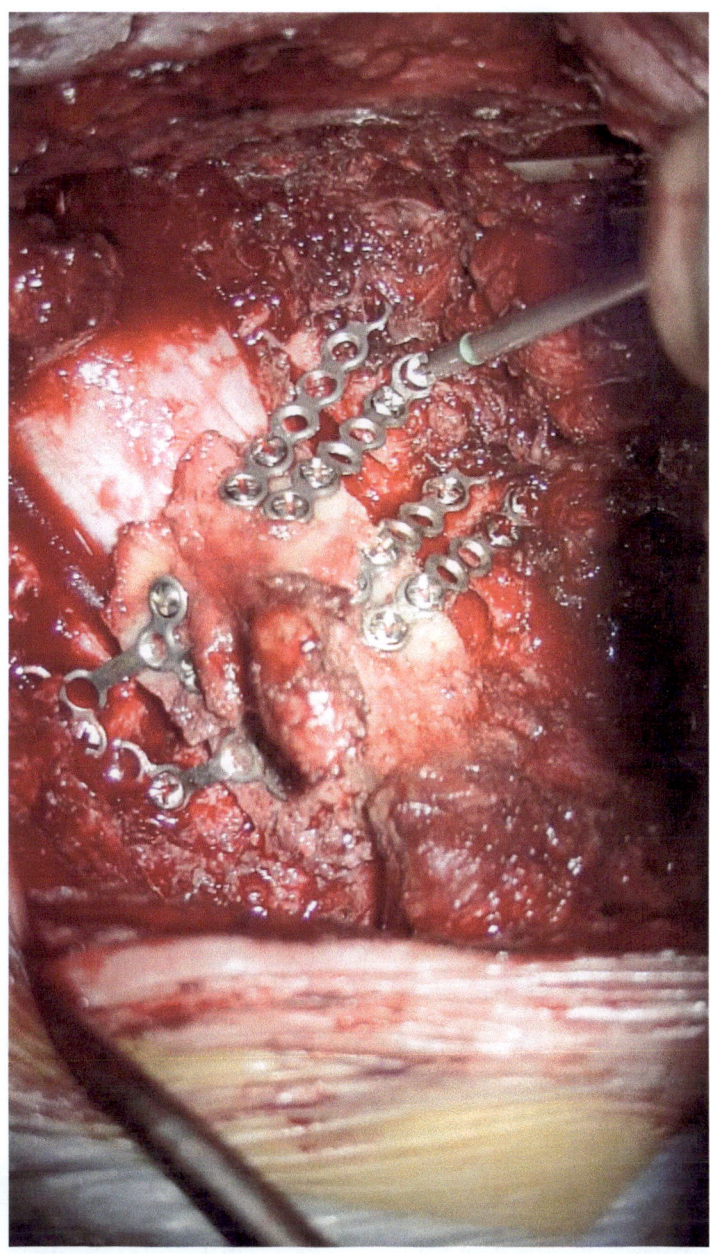

Abb. 8.54 Fixieren der Lamina HW5 auf der offenen Seite

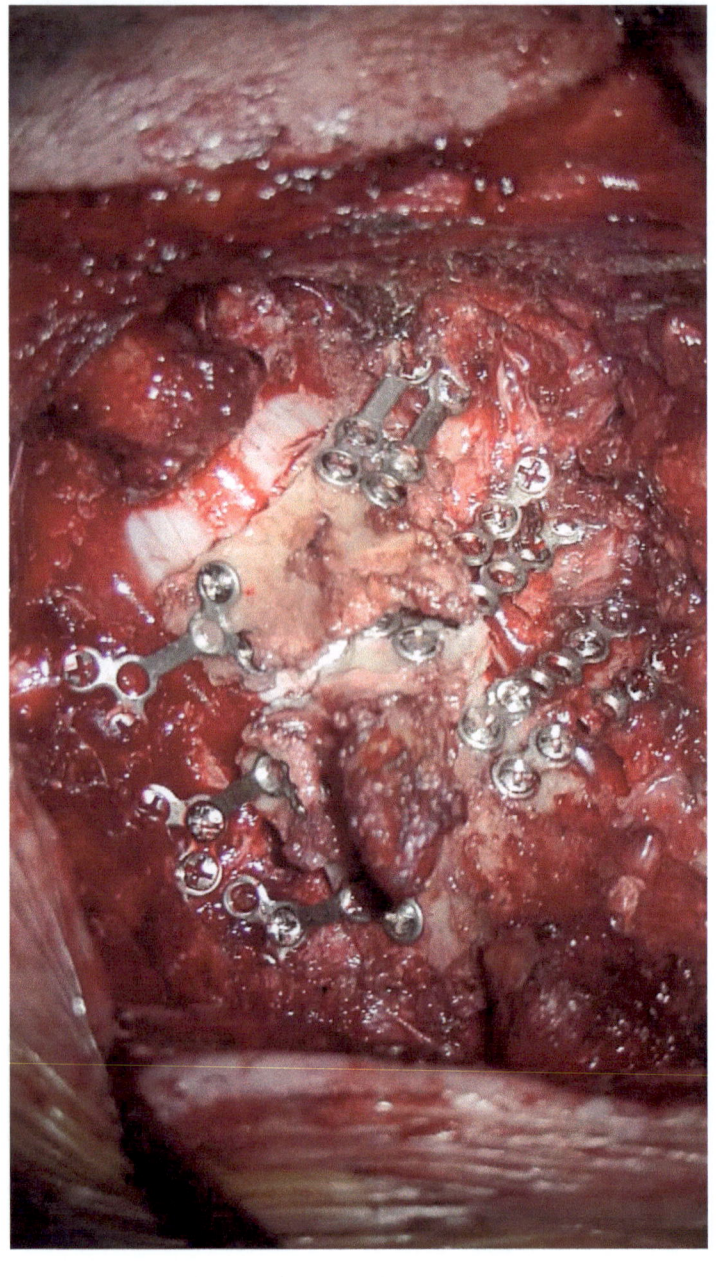

Abb. 8.55 Vollständigte Laminoplastie HW4 bis HW6

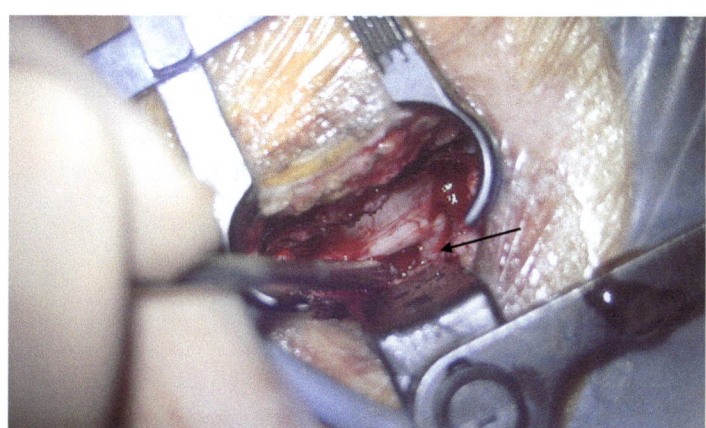

◘ **Abb. 8.56** Foraminotomie nach Frykholm im Segment HW7/BW1 links, minimalinvasiver Zugang mit Piccolino-Spreizersystem (medicon, Tuttlingen, Deutschland). Status nach Laminotomie HW7 und BW1 links mit Erweiterung des Neuroforamens in Undercutting-Technik zur Dekompression der C8-Nervenwurzel (Pfeil)

Literatur

Caspar W, Barbier DD, Klara PM (1989) Anterior cervical fusion and Caspar plate stabilization for cervical trauma. Neurosurgery 25(4):491–502

Kim PK, Alexander JT (2006) Indications for circumferential surgery for cervical spondylotic myelopathy. Spine J 6(6 Suppl):299S–307S

Komotar RJ, Mocco J, Kaiser MG (2006) Surgical management of cervical myelopathy: indications and techniques for laminectomy and fusion. Spine J 2006;6(6 Suppl):252S–267S

König SA, Ranguis S, Spetzger U (2013) Management of Complex Cervical Instability. J Neurol Surg A Cent Eur Neurosurg [Epub ahead of print] DOI 10.1055/s-0033-1345095

König SA, Spetzger U (2014) Surgical management of cervical spondylotic myelopathy – indications for anterior, posterior or combined procedures for decompression and stabilisation. Acta Neurochir 156(2):253–258

König SA, Spetzger U (2014) Modified open-door laminoplasty for the surgical treatment of cervical spondylotic myelopathy in elderly patients. Acta Neurochir 156:1225–1230

Medow JE, Trost G, Sandin J (2006) Surgical management of cervical myelopathy: indications and techniques for surgical corpectomy. Spine J 6(6 Suppl):233S–241S

Beratung und Aufklärung des Patienten

9.1 Outcome und Risiken des Eingriffs – 120

Literatur – 122

Infolge der mittlerweile jahrzehntelangen Erfahrung mit operativen Eingriffen an der Halswirbelsäule sind die statistischen Risiken für schwere Komplikationen durch eine Operation signifikant gesunken. Dennoch müssen diese im Rahmen eines Aufklärungsgesprächs dem Patienten erörtert und im Aufklärungsbogen schriftlich fixiert werden. Insgesamt liegen die Risiken für schwere Komplikationen (Verletzung von Myelon, Nervenwurzeln, Gefäßen sowie Luft- und Speiseröhre) im unteren einstelligen Prozentbereich bzw. teils unter 1 %. Die Prognose für eine Rückbildung eines Radikulärsyndroms nach operativer Dekompression ist sehr gut. Ebenso werden mittlerweile bei der zervikalen Myelopathie gute und sehr gute Ergebnisse nach operativer Dekompression erzielt.

9.1 Outcome und Risiken des Eingriffs

Der überwiegende Anteil von Patienten mit einem zervikalem Diskusprolaps zeigt als Leitsymptom eine teils heftige Zervikobrachialgie, häufig begleitet von Sensibilitätsstörungen der oberen Extremitäten. Die Prognose hinsichtlich der Rückbildung dieser Symptome nach einer Operation ist sehr gut. Im Falle von Paresen ist die Prognose, hinsichtlich der Rückbildungstendenz, am günstigsten bei kurzer Anamnesedauer und leichtgradigen Paresen.

Die tägliche klinische Praxis zeigt, dass es durch eine Operation und der damit verbundenen lokalen Dekompression zu einer raschen Besserung der Schmerzsymptomatik kommt, welche in der Regel auch mittelfristig anhält. Allerdings muss der Patient darüber informiert werden, dass es bei fortschreitender Degeneration eines oder mehrerer zervikaler Segmente zu einer erneuten schleichenden Verschlechterung kommen kann.

Bei der zervikaler Myelopathie ist die präoperative Prävalenz von motorischen Defiziten der oberen und unteren Extremitäten sowie von sensiblen Defiziten der oberen Extremitäten höher als von anderen Funktionsstörungen, wobei die motorischen Störungen der unteren Extremitäten und die sensiblen Störungen der oberen Extremitäten nach der Operation häufig persistieren (Machino 2012). Das Risiko eines dauerhaften Rückenmarksschadens steigt mit zunehmendem Alter, bei Nikotinabusus und/oder bei vaskulären Risikofaktoren.

Für die mündliche und schriftliche Aufklärung zum operativen Eingriff stehen von Patienten und Ärzten gemeinsam erarbeitete Aufklärungsbögen zur Verfügung. Diese nennen neben den operativen Strategien auch die Risiken der Operation und sollten mit dem Patienten mündlich erörtert werden.

Die schwerwiegendsten Komplikationen bei operativen Eingriffen an der Halswirbelsäule sind zweifelsohne Verletzungen des Rückenmarkes oder der großen Blutgefäße, Läsionen von Ösophagus und Trachea beim anterioren Zugang sowie die Dislokation oder das Ausbrechen von Implantaten (Bilbao 2010; Saunders 1998;

Vaccaro 1998). Diese Komplikationen werden im Schweregrad gefolgt von Duralecks, tiefergehenden Infektionen, sekundärer Instabilität im operierten Segment und von einer Parese des N. laryngeus recurrens mit Heiserkeit und Schluckstörungen. Weitere Implantat-assoziierte Folgen können eine heterotope Ossifikation, eine Pseudarthrosenbildung sowie eine Anschlussdegeneration bei Fusionsoperationen sein (Eleraky 1999; Swank 1997). Allgemeine Operationsrisiken, wie Thrombose, oberflächliche Wundheilungsstörung und Keloidbildung im Narbenbereich, sind ebenso zu nennen. Der Anästhesist klärt zudem über die Narkoserisiken auf.

Ist die Entnahme von Beckenkammknochen vorgesehen, muss der Patient über die entsprechenden Morbiditäten an der Entnahmestelle aufgeklärt werden: Diese sind Hämatom, Fraktur und Nervenläsion.

Fehlings et al. (2012) analysierten 302 Patientenfälle, die sich entweder einer anterioren, posterioren oder kombinierten Prozedur zur chirurgischen Behandlung einer spondylosebedingten zervikalen Myelopathie unterzogen hatten, und ermittelten eine Gesamtkomplikationsrate von 15,6 %. Die häufigsten Komplikationen waren kardiopulmonale Ereignisse (3,0 %), Dysphagie (3,0 %) und oberflächliche Wundinfektionen (2,3 %). Eine perioperative Verschlechterung der Myelopathie trat in 1,3 % der Fälle auf. In einem Follow-up nach zwei Jahren betrug die verzögerte Komplikationsrate 4,4 %. Multivariante Faktoren, die mit einem erhöhten Komplikationsrisiko assoziiert waren, beinhalteten hohes Lebensalter, lange Operationszeit und kombinierte Zugänge.

Die Inzidenz für eine intraoperative Verletzung der A. vertebralis wird von Lunardi (2013) mit 0,07 % für alle Arten von HWS-Operationen angegeben. In 90 % der Fälle bleibt die Vertebralis-Läsion ohne permanente Folgen. In 5,5 % kam es zu anhaltenden neurologischen Defiziten. Die Letalität betrug 4,5 %.

Zhu et al. (2013) fanden in einer Metaanalyse von acht Studien eine signifikant höhere Re-Operationsrate für anteriore Operationen (8,57 %) im Vergleich zu posterioren Operationen (0,3 %). Dennoch ergab diese Metaanalyse eine bessere Erholung der Myelopathie über den ventralen Zugang als über den posterioren Zugang.

Für eine dorsale Fusion mittels Massa-lateralis-Schrauben wurden von Heller et al. (1995) folgende Komplikationsraten angegeben: Verletzung einer Radix in 0,6 %, Myelonschädigung in 2,6 % und Schraubenlockerung in 1,3 %.

Im Falle einer radikulären Schädigung tritt am häufigsten ein Defizit der C5-Nervenwurzel auf (Chiba 2002, Tsuzuki 1993). Bei Patienten mit postoperativer C5-Parese zeigt sich bei der Hälfte der Fälle ein sensorisches Defizit bzw. eine Schmerzsymptomatik im C5-Dermatom. In der anderen Hälfte der Fälle kommt es neben der Deltoideus- auch zu einer Bizepsparese (Yonenobu 1991). Die generelle Inzidenz der postoperativen C5-Parese liegt bei 4,6 % (Sakaura 2003), wobei keine signifikanten Unterschiede zwischen ventralem (4,3 %)

und dorsalem (4,7 %) Zugang bestehen. Eine C5-Läsion ist für den Patienten insofern bedeutsam, da der M. deltoideus ausschließlich durch diese eine Radix innerviert wird. Somit führt die C5-Läsion konsekutiv zu einem kompletten Ausfall der Armabduktion, was eine gravierende Behinderung im Alltagsleben darstellt. Bei anderen Muskeln kommt es infolge einer monoradikulären Schädigung meist nur zu einer Teillähmung, da hier eine Innervation durch zwei oder drei Radizes erfolgt (z. B. C5- und C6-Innervation des M. biceps brachii).

Zur Therapie der Ossifikation des hinteren Längsbandes (ossification of the posterior longitudinal ligament; OPLL) geben Smith et al. (2011) in ihrer Übersichtsarbeit detaillierte Informationen über das klinische Outcome und die Komplikationsraten. Eine generelle neurologische Erholung nach einem Jahr wurde bei 44 % solcher Patienten in einer Studio von Kato et al. (1998) beobachtet. Nach anteriorer Korpektomie zur Behandlung der OPLL tritt in bis zu 15 % der Fälle eine operativ zu behandelnde Pseudarthrose auf (Epstein 1993, 1998). Liegt eine asymptomatische, partielle Dislokation eines zervikalen Wirbelkörperersatzes vor, kann eine abwartende Haltung mit radiologischen Kontrollen eingenommen werden, da es bei der Mehrzahl dieser OPLL-Patienten zu einer stabilen Fusion kommt (Belanger 2005; Choi 2005).

Literatur

Belanger TA, Roh JS, Hanks SE et al. (2005) Ossification of the posterior longitudinal ligament. Results of anterior cervical decompression and arthrodesis in sixty-one North American patients. J Bone Joint Surg Am 87:610–615

Bilbao G, Duart M, Aurrecoechea JJ et al. (2010) Surgical results and complications in a series of 71 consecutive cervical spondylotic corpectomies. Acta Neurochir (Wien) 152:1155–1163

Chiba K, Toyama Y, Matsumoto M et al. (2002) Segmental motor paralysis after expansive open-door laminoplasty. Spine 27:2108–2115

Choi S, Lee SH, Lee JY et al. (2005) Factors affecting prognosis of patients who underwent corpectomy and fusion for treatment of cervical ossification of the posterior longitudinal ligament: analysis of 47 patients. J Spinal Disord Tech 18:309–314

Eleraky MA, Llanos C, Sonntag VK (1999) Cervical corpectomy: report of 185 cases and review of the literature. J Neurosurg 90:(1 Suppl) 35–41

Epstein N (1993) The surgical management of ossification of the posterior longitudinal ligament in 51 patients. J Spinal Disord 6:432–455

Epstein NE (1998) Circumferential surgery for the management of cervical ossification of the posterior longitudinal ligament. J Spinal Disord 11:200–207

Fehlings MG, Smith JS, Kopjar B et al. (2012) Perioperative and delayed complications associated with the surgical treatment of cervical spondylotic myelopathy based on 302 patients from the AOSpine North America Cervical Spondylotic Myelopathy Study. J Neurosurg Spine 16(5):425–432

Heller JG, Silcox DH III, Sutterlin CE III (1995) Complications of posterior cervical plating. Spine 20:2442–2448

Kato Y, Iwasaki M, Fuji T et al. (1998) Long-term follow-up results of laminectomy for cervical myelopathy caused by ossification of the posterior longitudinal ligament. J Neurosurg 89:217–223

Lunardi DJ, Eskander MS, Even JL et al. (2013) Vertebral artery injuries in cervical spine surgery. Spine J S1529-9430(13)01556-8

Machino M, Yukawa Y, Hida T et al. (2012) The prevalence of pre- and postoperative symptoms in patients with cervical spondylotic myelopathy treated by cervical laminoplasty. Spine (Phila Pa 1976) 15;37(22):E1383–1388

Sakaura H, Hosono N, Mukai Y et al. (2003) C5 palsy after decompression surgery for cervical myelopathy: review of the literature. Spine 28:2447–2451

Saunders RL, Pikus HJ, Ball P (1998): Four-level cervical corpectomy. Spine 23:2455–2461

Smith ZA, Buchanan CC, Raphael D, Khoo LT (2011) Ossification of the Posterior Longitudinal Ligament. Pathogenesis, Management, and Current Surgical Approaches: A Review. Neurosurg Focus 30(3):E10

Swank ML, Lowery GL, Bhat AL, McDonough RF (1997) Anterior cervical allograft arthrodesis and instrumentation: multilevel interbody grafting or strut graft reconstruction. Eur Spine J 6:138–143

Tsuzuki N, Abe R, Saiki K, Okai K (1993) Paralysis of the arm after posterior decompression of the cervical spinal cord. II. Analyses of clinical findings. Eur Spine J 2:197–202

Vaccaro AR, Falatyn SP, Scuderi GJ et al. (1998) Early failure of long segment anterior cervical plate fixation. J Spinal Disord 11:410–415

Yonenobu K, Hosono N, Iwasaki M et al. (1991) Neurologic complications of surgery for cervical compression myelopathy. Spine 16:1277–1282

Zhu B, Xu Y, Liu X, Liu Z, Dang G (2013) Anterior approach versus posterior approach for the treatment of multilevel cervical spondylotic myelopathy: a systemic review and meta-analysis. Eur Spine J 22(7):1583–1589

Implantatsicherheit und Komplikationsmanagement

10.1 Implantatdislokation – 126

10.2 Implantatbruch – 126

10.3 Implantatsinterung und heterotope Ossifikation – 128

10.4 Implantatsicherheit – 130

10.5 Produkthaft – 131

10.6 Duraleck und Liquorrhoe – 131

10.7 Vaskuläre Komplikationen – 131

10.8 Verletzung von Ösophagus und Trachea – 134

Literatur – 134

Bei sekundären Dislokationen von Bandscheiben- oder Wirbelkörperersatz ist in der Regel eine ventrale und/oder dorsale Spondylodese im Rahmen der Revisionsoperation erforderlich. Ein Materialbruch wird bei Implantaten äußerst selten beobachtet. Insbesondere beim Vorliegen einer Osteoporose kann es zu einer sekundären Einsinterung von Bandscheiben- oder Wirbelkörperersatz kommen. Der angestrebte Bewegungserhalt bei den recht teuren Diskusprothesen kann durch eine heterotope Ossifikation komplett aufgehoben werden. Letztere wird durch exzessives Fräsen bei der primären OP begünstigt. Die Implantatsicherheit bei Cages und Diskusprothesen wurde durch Stopp-Vorrichtungen an den Einbringinstrumenten wesentlich verbessert. Komplikationen, wie Dura-, Gefäß-, Trachea- oder Ösophagusläsionen, werden in der Regel chirurgisch behandelt.

10.1 Implantatdislokation

Implantatdislokationen kommen sowohl beim Bandscheiben- als auch beim Wirbelkörperersatz vor (◘ Abb. 10.1, ◘ Abb. 10.2). Da es bei der Revisionsoperation mit der Entfernung der dislozierten Prothese meist zu einer Läsion der Grund- oder Deckplatte der angrenzenden Wirbelkörper kommt, ist im betroffenen Segment die nochmalige Implantation einer Prothese, wegen des hohen Risikos einer heterotopen Ossifikation, nicht sinnvoll. Die sicherste Lösung ist in diesem Fall ein klassisches Vorgehen mit Beckenkammspaninterposition und ventraler Plattenosteosynthese (◘ Abb. 10.1).

10.2 Implantatbruch

Die heutzutage auf dem Markt befindlichen Cages, Diskusprothesen, Osteosyntheseplatten und -schrauben weisen ein hohes Maß an Zuverlässigkeit hinsichtlich Implantatbruch auf, nicht zuletzt durch eine umfangreiche biomechanische Testung. Kommt es an der Lendenwirbelsäule bei übergewichtigen Patienten gelegentlich zum Schraubenbruch, so ist dies an der Halswirbelsäule wegen der wesentlich geringeren mechanischen Belastung nahezu ausgeschlossen. Eher kommt es bei herabgesetzter Knochenqualität zu einem Ausbruch der Schrauben aus dem Wirbelkörper (▶ Abb. 11.1c). In der von den Autoren betreuten Patientenpopulation wurde bei mehreren hundert Fällen mit Prothesenimplantaten lediglich ein Mal der Bruch eines DCI-Implantats nach einem Verkehrsunfall beobachtet (◘ Abb. 10.3). In einem solchen Fall ist aus Sicht der Autoren, analog zur Prothesendislokation (◘ Abb. 10.1), eine Ruhigstellung des Segments mittels klassischer Plattenosteosynthese sinnvoll.

10.2 · Implantatbruch

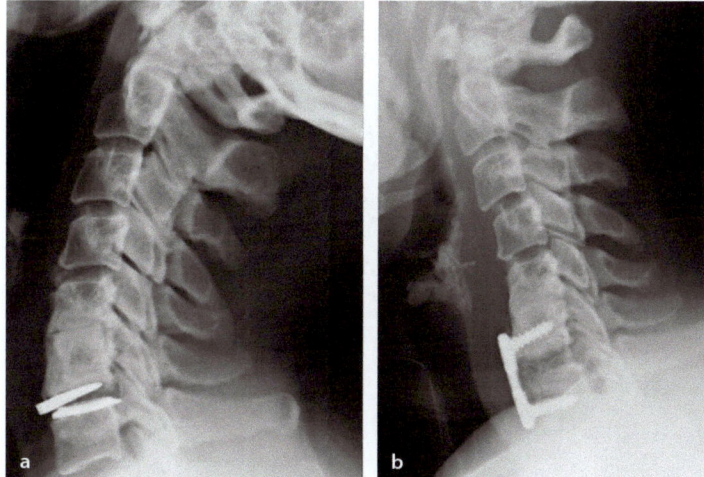

Abb. 10.1a,b Sekundäre Dislokation einer zervikalen Bandscheibenprothese Discover, laterale Röntgenaufnahmen vor (**a**) und nach (**b**) Revisionsoperation mit Interposition eines Beckenkammspans und ventraler Plattenosteosynthese (Skyline). Grund- und Deckplatte der partiell dislozierten Prothese waren in den angrenzenden Wirbelkörpern knöchern fixiert, sodass das Implantat erst nach partiellem Abfräsen des umgebenden Knochens entfernt werden konnte.

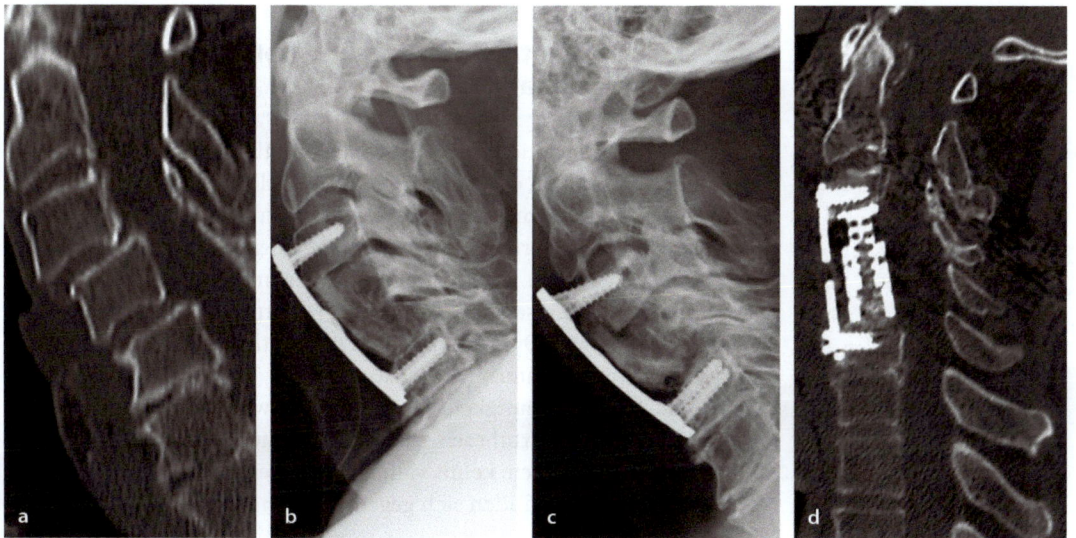

Abb. 10.2a–d Sekundäre OP-Komplikation mit Schraubenausbruch und Dislokation des Beckenkammspans nach ventraler Plattenosteosynthese. Präoperative Situation mit degenerativ bedingter Instabilität, sagittales CT (**a**). Laterale Röntgenaufnahme am 1. postoperativen Tag mit regelrechter Implantatlage (**b**). Laterale Röntgenaufnahme nach 3 Monaten mit Schraubenausbruch und Knochenspandislokation (**c**) Z. n. Revisionsoperation mit justierbarem Wirbelkörperersatz ADD aus Titan, sagittales CT (**d**)

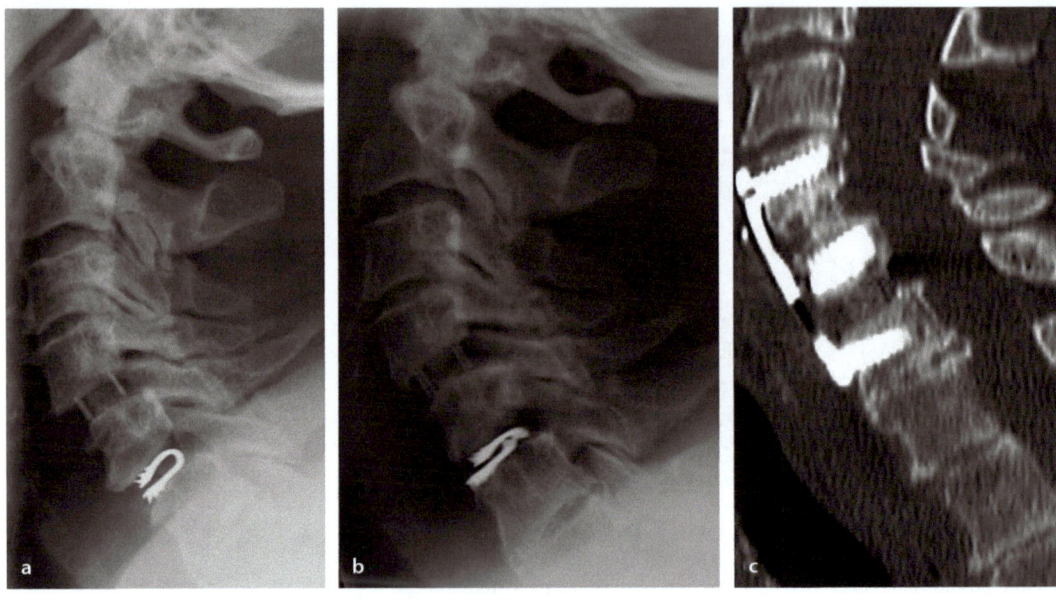

Abb. 10.3a–c Sekundärer Bruch eines DCI-Bandscheibeninterponats nach Trauma. Ursprünglich operative Versorgung durch Shell-Cage bei Osteochondrose mit Bandscheibenvorfall HW4/5 und durch DCI-Interponat im Segment HW5/6, laterale Röntgenaufnahme (**a**). Bruch des DCI nach Verkehrsunfall mit anhaltenden Nackenschmerzen, laterale Röntgenaufnahme (**b**). Status nach Revisionsoperation mit Ersatz des DCI durch einen Cage und ventraler Plattenosteosynthese, sagittales CT (**c**)

10.3 Implantatsinterung und heterotope Ossifikation

Bei der Implantation von Bandscheibenprothesen sind intakte Grund- und Deckplatten der angrenzenden Wirbelkörper eine conditio sine qua non zur Vermeidung einer heterotopen Ossifikation, die letztlich zu einer knöchernen Überbauung des meist sehr kostenintensiven Implantats führt. Daher ist bei geplanter Implantation einer Diskusprothese der Einsatz von Kugelfräsen zu vermeiden. Dennoch kann es trotz korrekter Operationstechnik gelegentlich zu einer heterotopen Ossifikation kommen (Abb. 10.4).

Über die Häufigkeit derartiger unerwünschter Ereignisse bei den einzelnen Prothesen gibt es in der Literatur unterschiedliche, aber derzeit noch keine validen Angaben. Entsprechende klinische Studien befinden sich gegenwärtig meist in der Anfangsphase (Richards 2012).

Für den Wirbelkörperersatz ist die Verwendung von autologem Knochen aus dem Beckenkamm weiterhin der Goldstandard. Steht dieser aus medizinischen Gründen nicht zur Verfügung, hat sich am ehesten der Einsatz eines distrahierbaren Titan-Cages bewährt. Die Verwendung eines PEEK-Körpers (Abb. 10.5) hat sich nicht durchgesetzt, da eine erhöhte sekundäre Sinterungsrate beobachtet wurde (König 2013).

10.3 · Implantatsinterung und heterotope Ossifikation

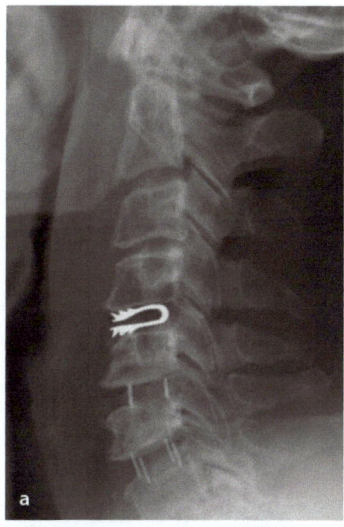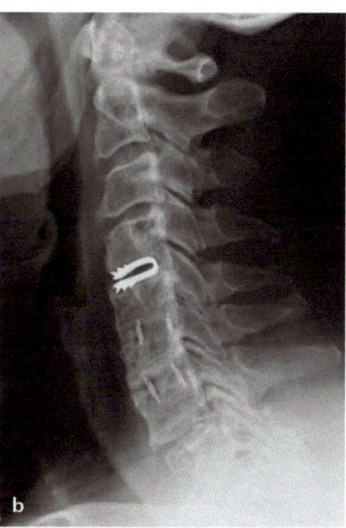

Abb. 10.4a,b Unmittelbar postoperative seitliche Röntgenaufnahme nach Diskektomie und Spinalkanaldekompression sowie Einfügen eines DCI-Implantats bei HW4/5 und Shell-Cages bei HW5/6 und HW6/7 bei multisegmentalen Osteochondrosen und Bandscheibenvorfällen HW4/5, HW5/6 und HW6/7 (a). Seitliche Röntgenkontrolluntersuchung nach 2 Jahren zeigt Einsinterung und dorsale knöcherne Überbauung des DCI-Implantats sowie regelrechte knöcherne Fusion in den Segmenten HW5/6 und HW6/7 (b).

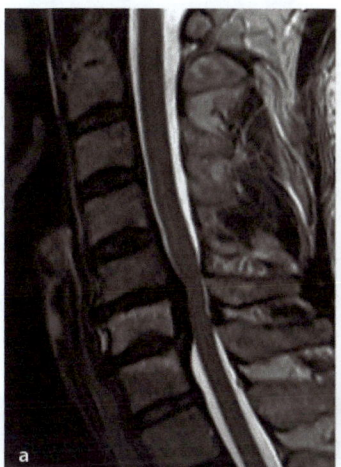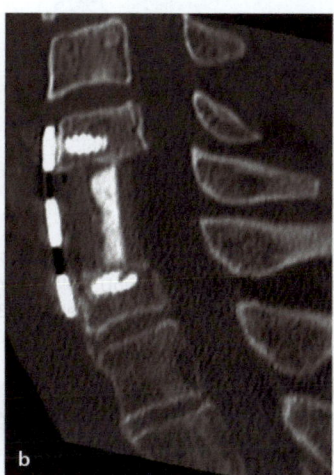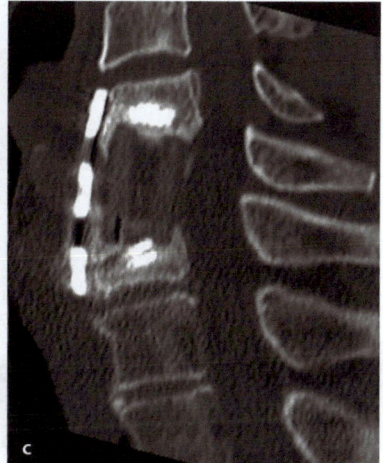

Abb. 10.5a–c Wirbelkörperersatz bei osteoligamentärer Spinalkanalstenosierung dorsal HWK6, präoperatives sagittales MRT (a). Sagittale CT-Aufnahmen: nach Einfügen eines ATHLET-Implantats aus PEEK (b), Einsinterung des PEEK-Körpers in den kaudalen Wirbel und Migration der Schrauben in HWK7 (c).

Im Falle eines gesinterten Wirbelkörperersatzes ist bei der Revisionsoperation des Öfteren eine zusätzliche Stabilisierung von dorsal erforderlich (Kim 2006).

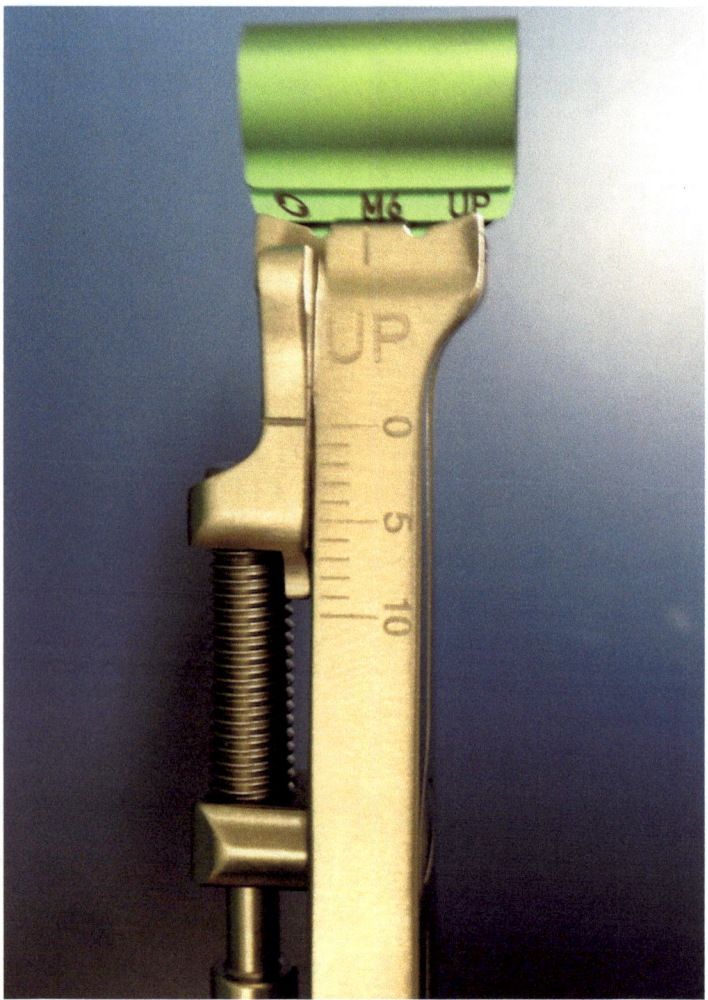

Abb. 10.6 Einbringinstrument einer DCI-Prothese mit justierbarer Stoppvorrichtung (links am Instrument), welche von 0–10 mm justierbar ist. Üblicherweise wird die Eindringtiefe auf nicht weiter als 3 mm eingestellt

10.4 Implantatsicherheit

Der Fokus der Diskussion über die Implantatsicherheit liegt auf dem Design der Einbringinstrumente von Cages und Prothesen, da es beim Einschlagen zur Dislokation des Implantats nach posterior in den Spinalkanal und damit zur Myelonschädigung kommen kann. An der Institution der Autoren werden ausschließlich solche Cages und Prothesen eingesetzt, deren Probeimplantate und Einbringinstrumente eine Stopp-Vorrichtung besitzen (Abb. 10.6), um ein unabsichtliches zu tiefes Eindringen des Implantats in den Zwischenwirbelraum zu vermeiden. Oberstes Gebot ist hier die Sicherheit für den Patienten.

Laut aktueller Rechtsprechung in Deutschland könnte es bei Komplikationen, als Folge einer fehlenden Stopp-Vorrichtung, in der Zukunft zu Schadenersatzforderungen kommen.

Obligat ist ferner ein Implantatpass, der Art, Lokalisation und Seriennummer des Implantats dokumentiert (◘ Abb. 10.7, ◘ Abb. 10.8).

10.5 Produkthaft

Alle verwendeten Implantatmaterialien sollten offiziell zugelassene Produkte sein. Diese unterliegen in Deutschland dem Produkthaftungsgesetz, sodass fehlerhaft produzierte und gewerblich in den Vertrieb gelangte Implantate, die einen Gesundheitsschaden verursachen, schadenersatzpflichtig sind. Bei Personenschäden ist die Haftobergrenze im Produkthaftungsgesetz derzeit auf 85 Millionen Euro beschränkt. Inwiefern, beispielsweise das Materialversagen bei einer komplex aufgebauten Bandscheibenprothese ein Herstellungsproblem bzw. ein Anwendungsfehler bei nicht korrekter Positionierung oder fehlerhafter Implantation ist, wird im Einzelfall nur schwer nachweisbar sein. Hierzu gibt es derzeit keine aktuelle Rechtsprechung.

10.6 Duraleck und Liquorrhoe

Bei einem intraoperativen Duraleck empfiehlt sich die primäre Versorgung und Abdichtung mit Nahtmaterial der Stärke USP 5-0 oder 6-0 unter Mikroskopsicht. Lassen sich die Duraränder nicht sicher wasserdicht verschliessen, sollte die Nahtstelle zusätzlich mittels Fibrinkleber und/oder Kollagenflies abgedeckt werden, z. B. TachoSil (Takeda, Linz, Österreich). Hierbei handelt es sich um einen dünnen Schwamm, der Thrombin und den Gerinnungsfaktor I erhält. Durch leichtes Andrücken des angefeuchteten TachoSil-Stückes kommt es zu einer wasserdichten Verklebung mit der Dura. Bei größeren Defekten, respektive insuffizienter Abdichtung, sollte, unmittelbar postoperativ, die Anlage einer lumbalen Liquordrainage erfolgen. Die sekundäre Anlage einer Lumbaldrainage kann bei kleinen persitierenden Duralecks zum Erfolg führen. Persistiert eine sub- oder perkutane Liquorfistel, ist eine Revisionsoperation mit obligater Anlage einer Lumbaldrainage indiziert.

10.7 Vaskuläre Komplikationen

Blutungen bei der Dekompression der Neuroforamina kommen relativ häufig vor und sind überwiegend venöse Hämorrhagien. Als primäre Maßnahme kann durch Hochlagern des Oberkörpers mittels Kippen des OP-Tisches die Stärke einer venösen Blutung signifikant verringert werden.

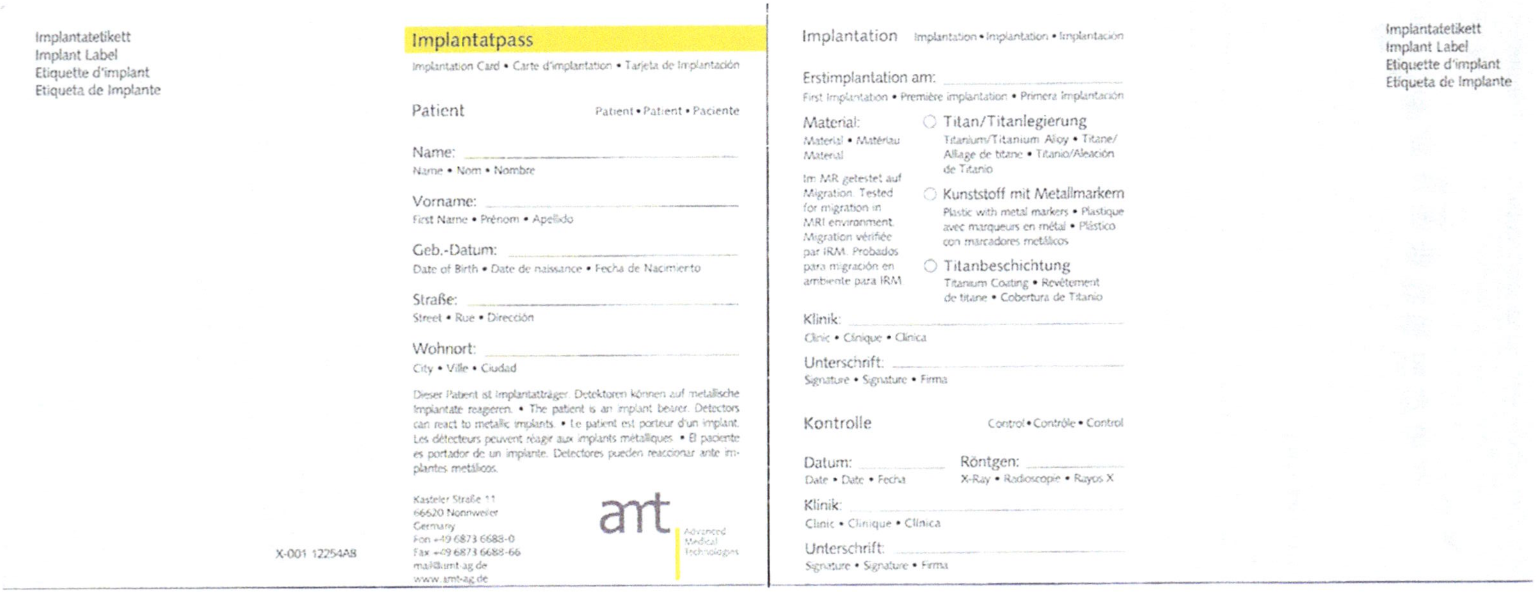

Implantatetikett
Implant Label
Etiquette d'implant
Etiqueta de Implante

X-001 12254A8

Implantatpass
Implantation Card • Carte d'implantation • Tarjeta de Implantación

Patient Patient • Patient • Paciente

Name: ______
Name • Nom • Nombre

Vorname: ______
First Name • Prénom • Apellido

Geb.-Datum: ______
Date of Birth • Date de naissance • Fecha de Nacimiento

Straße: ______
Street • Rue • Dirección

Wohnort: ______
City • Ville • Ciudad

Dieser Patient ist Implantatträger. Detektoren können auf metallische Implantate reagieren. • The patient is an implant bearer. Detectors can react to metallic implants. • Le patient est porteur d'un implant. Les détecteurs peuvent réagir aux implants métalliques. • El paciente es portador de un implante. Detectores pueden reaccionar ante implantes metálicos.

Kasteler Straße 11
66620 Nonnweiler
Germany
Fon +49 6873 6688-0
Fax +49 6873 6688-66
mail@amt-ag.de
www.amt-ag.de

amt Advanced Medical Technologies

Implantation Implantation • Implantation • Implantación

Erstimplantation am: ______
First Implantation • Première implantation • Primera implantación

Material: Material • Matériau Material
Im MR getestet auf Migration. Tested for migration in MRI environment. Migration vérifiée par IRM. Probados para migración en ambiente para IRM.

○ Titan/Titanlegierung
Titanium/Titanium Alloy • Titane/Allage de titane • Titanio/Aleación de Titanio

○ Kunststoff mit Metallmarkern
Plastic with metal markers • Plastique avec marqueurs en métal • Plástico con marcadores metálicos

○ Titanbeschichtung
Titanium Coating • Revêtement de titane • Cobertura de Titanio

Klinik: ______
Clinic • Clinique • Clinica

Unterschrift: ______
Signature • Signature • Firma

Kontrolle Control • Contrôle • Control

Datum: ______
Date • Date • Fecha

Röntgen: ______
X-Ray • Radioscopie • Rayos X

Klinik: ______
Clinic • Clinique • Clinica

Unterschrift: ______
Signature • Signature • Firma

Implantatetikett
Implant Label
Etiquette d'implant
Etiqueta de Implante

Abb. 10.7 Beispiel für einen Implantatpass eines Shell-Cage von Advanced Medical Technologies (amt)

10.7 · Vaskuläre Komplikationen

Implantatepass / Implantation Card

Kontrolle / Control

Klinik / Clinic

Hinweis:
Der Inhaber dieses Ausweises ist Träger eines Implantates aus Titan. Detektoren können reagieren.

Note:
The owner of this certificate has a spinal implant made of titanium alloy. Detectors may react.

PARADIGM SPINE
the movement in spine care

Paradigm Spine GmbH
Eisenbahnstrasse 84
D-78573 Wurmlingen, Germany

Tel +49 (0) 7461 - 96 35 99 - 0
Fax +49 (0) 7461 - 96 35 99 - 20
info@paradigmspine.de
www.paradigmspine.com

CAM2004 08/08

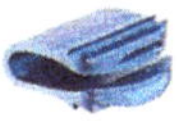

DCI™
Dynamic Cervical Implant

Patientendaten / Patient Details

Name / Last Name

Vorname / First Name

Strasse / Street

PLZ-Ort / Zip Code-City

Geburtsdatum / Date of Birth

Implantationsdaten / Implantation Details

Datum / Date

Klinik / Clinic

Arzt / Surgeon

Operiertes Segment / Operated Segment

Unterschrift-Stempel / Signature-Stamp

Implantatbeschreibung / Implant Specification

Implantatlabel / Implant Label

Implantatlabel / Implant Label

Implantatlabel / Implant Label

Abb. 10.8 Beispiel für einen Implantatpass eines dynamischen zervikalen Implantats DCI

Oft gelingt eine dauerhafte Blutstillung durch Auflage von kleinen Kollagen-Stücken (Gelitta) mit Spülung und zuwarten.

Führen diese Maßnahmen nicht zum Erfolg oder handelt es sich um eine gemischte Blutung aus dem Spinalkanal, so gelingt die Blutstillung durch Aufbringen einer hämostatischen Matrix (Floseal), die nach der Applikation für wenige Minuten leicht angedrückt werden sollte.

Die sehr selten auftretende, aber zum Risikospektrum von ventralen HWS-Operationen zählende Verletzung der A. carotis communis kann von vaskulär erfahrenen Operateuren selbst per Naht versorgt werden. Ansonsten empfiehlt sich eine interdisziplinäre Versorgung gemeinsam mit einem Gefäßchirurgen.

Verletzungen der A. vertebralis sind, im Hinblick auf einen Gefäßerhalt, schwierig zu versorgen, da diese sehr seltenen Läsionen meist beim Abtragen von Knochen im Recessus uncinatus mit der Kugelfräse oder Stanze erfolgen. Aufgrund dieses Verletzungsmusters der Gefäßwand ist in den meisten Fällen ein Packing notwendig, gelegentlich ist auch die Versorgung mit einem zerebralen Aneurysmaclip oder eine Gefäßnaht erforderlich. Postoperativ sollte eine digitale Subtraktionsangiographie erfolgen, um ein Aneurysma spurium auszuschliessen.

10.8 Verletzung von Ösophagus und Trachea

Bei der Verletzung von Luft- oder Speiseröhre empfiehlt sich das frühzeitige Involvieren eines HNO- oder Viszeralchirurgen, um eine suffiziente Naht zu erreichen. Nach einer Ösophagusnaht ist für einige Tage die Ernährung des Patienten über eine Magensonde erforderlich. Zur Dokumentation einer suffizienten Naht sollte eine postoperative Röntgen-Breischluck-Untersuchung erfolgen.

Literatur

Kim PK, Alexander JT (2006) Indications for circumferential surgery for cervical spondylotic myelopathy. Spine J 6(6 Suppl):299S–307S

König SA, Spetzger U (2013) Distractable titanium cages versus PEEK cages versus iliac crest bone grafts for the replacement of cervical vertebrae. Minim Invasive Ther Allied Technol 23(2):102–105

Richards O, Choi D, Timothy J (2012) Cervical arthroplasty: The beginning, the middle, the end? Br J Neurosurg 26(1):2–6

Zukunft der zervikalen Wirbelsäulenchirurgie

11.1 Individualisierte Implantate – 136

11.2 Benefit von Diskusprothesen – 137

11.3 Autologe Chondrozytentransplantation als Bandscheibenersatz – 137

11.4 Augmentierte Schrauben bei Osteosynthesen – 137

Literatur – 139

Auf der Basis der aktuellen Wirbelsäulenforschung ist die Herstellung individualisierter Implantate denkbar. Aus CT- und MRT-Datensätzen eines bestimmten Patienten lässt sich mit der Methode der finiten Elemente ein HWS-Modell erstellen. Mit Hilfe dieses Modells könnte ein Implantat individuell dimensioniert und geplant sowie das biomechanische Verhalten der HWS nach Implantation getestet werden. Darüber hinaus verfolgt die Forschung das Ziel eines biologischen Bandscheibenersatzes mittels autologer Chondrozytentransplantation. An der Brust- und Lendenwirbelsäule finden bei ausgeprägter Osteoporose seit Jahren PMMA-augmentierte Pedikelschrauben Anwendung. Folglich ist diese Technik auch für die HWS denkbar. Einzelfallberichte hierüber gibt es bereits.

11.1 Individualisierte Implantate

In der biomechanischen Wirbelsäulenforschung wird bereits seit einigen Jahren die Methode der finiten Elemente (FE) genutzt, um an einem realitätsnahen Modell entsprechende Untersuchungen durchführen zu können. Das jeweilige Modell wird auf der Basis eines CT- oder MRT-Datensatzes eines realen Patienten erstellt (Spetzger 2013). Gegenwärtig benötigt die computerbasierte Berechnung eines FE-Modells, trotz leistungsfähiger Hard- und Software, meist mehrere Tage. Wird sich in Zukunft die Berechnungszeit drastisch verkürzen, ist es denkbar, dass mit Hilfe der Schnittbildgebung eines Patienten ein individuelles HWS-Modell erstellt und die Auswirkung eines Implantates (Bandscheibenprothese, Wirbelkörperersatz) auf die Nachbarsegmente simuliert werden können, was die Implantatwahl deutlich verbessern würde.

Moderne Herstellungsverfahren, wie z. B. spezielle 3D-Drucker, werden in Zukunft eine patientenindividualisierte Anpassung der Implantate erlauben. Somit könnte im Falle einer OP-Indikation, anhand von den jeweiligen Patientendaten, die Größe und Form des zu verwendenden Implantats exakt auf die Patientenmaße abgestimmt und individualisiert hergestellt werden. Hier ist im Rahmen der verfeinerten Diagnostik auch ein patientenindividualisiertes Finite-Elemente-Modell denkbar. In einem solchen könnten Bewegungsausmaß und Bewegungszyklus der Bandscheiben bzw. des Bewegungssegmentes zunächst exakt vermessen und dann das Implantat, hochpräzise vorausberechnet, hergestellt werden (siehe oben). Anhand der Vorausberechnungen wären sowohl die Höhe der Bandscheibe als auch der Winkel und das Bewegungsausmaß der individualisiert hergestellten Bandscheibenprothese frei wählbar. Auch die exakte Anatomie der Grund- und Deckplatte könnte so patientenindividuell nachgeformt werden. Dies würde die Passgenauigkeit erhöhen und möglicherweise in einer verbesserten Einheilung resultieren, aufgrund der optimalen und verbesserten Kontaktfläche des Implantates an den jeweiligen Grund- und Deckplatten.

11.2 Benefit von Diskusprothesen

Trotz der Implantation von zahlreichen Diskusvollprothesen weltweit fehlt bisher ein wissenschaftlicher Nachweis, anhand größerer Fallzahlen und insbesondere anhand langfristiger Nachbeobachtungsintervalle, dass die recht teuren Implantate eine akzelerierte Degeneration der Nachbarsegmente vermeiden (Richards 2012). Würde dieser Nachweis gelingen, dann wäre der erhöhte Kostenaufwand für eine Vollprothese zu rechtfertigen.

11.3 Autologe Chondrozytentransplantation als Bandscheibenersatz

Zukünftig wird der Trend zu einem biologischen Ersatz, im Sinne einer autologen Chondrozytentransplantation, gehen und möglicherweise die mechanischen Prothesen ersetzen. Hierfür liegen bisher keine validen Daten vor. Es gibt hierzu Einzelfallberichte sowie Erfahrungen aus Phase I-Studien, die an der Lendenwirbelsäule durchgeführt wurden. Inwiefern sich diese Ergebnisse verallgemeinern lassen und zu einer sinnvollen bzw. sicheren Alternative, im Sinne eines Bandscheibenersatzes, führen, wird die Zukunft zeigen. Valide Ergebnisse sind jedoch erst in mehreren Jahren zu erwarten.

11.4 Augmentierte Schrauben bei Osteosynthesen

In der lumbalen Wirbelsäulenchirurgie werden bei Fusionen seit Jahren regelhaft sogenannte augmentierte Schrauben bei nachgewiesener Osteoporose oder Revisionsoperationen verwendet. Voraussetzung hierfür ist eine Kanülierung der Schrauben, durch die Polymethylmethacrylat (PMMA) in flüssiger Form in den spongiösen Knochen eingebracht werden kann. Nach Aushärten des PMMA ensteht ein fester Verbund von Osteosynthesematerial und Knochen.

Für zervikale Operationen existieren Berichte über PMMA-Augmentation bei Densverschraubungen (Kohlhof 2013) und bei ventralen Verplattungen (Jo 2012; Waschke 2013), jeweils anhand kleiner Fallzahlen.

Die Autoren verwendeten bisher in einem Fall mit sekundärem Schraubenausbruch bei Osteoporose PMMA zur zervikalen Schraubenaugmentierung (◘ Abb. 11.1). Mit der stetig zunehmenden Lebenserwartung der Bevölkerung ist mit einer Zunahme der Fälle mit relevanter Osteoporose in der zervikalen Wirbelsäulenchirurgie zu rechnen. Somit wird auch in einer steigenden Anzahl von Fällen eine Schraubenaugmentierung an der HWS erforderlich sein.

Wie bereits in ► Abschn. 7.2.2 erwähnt, haben sich Aufspreizschrauben in der HWS-Chirurgie nicht durchgesetzt, da bei einer Reihe von Patienten ohne signifikante Osteoporose Sinterungen und

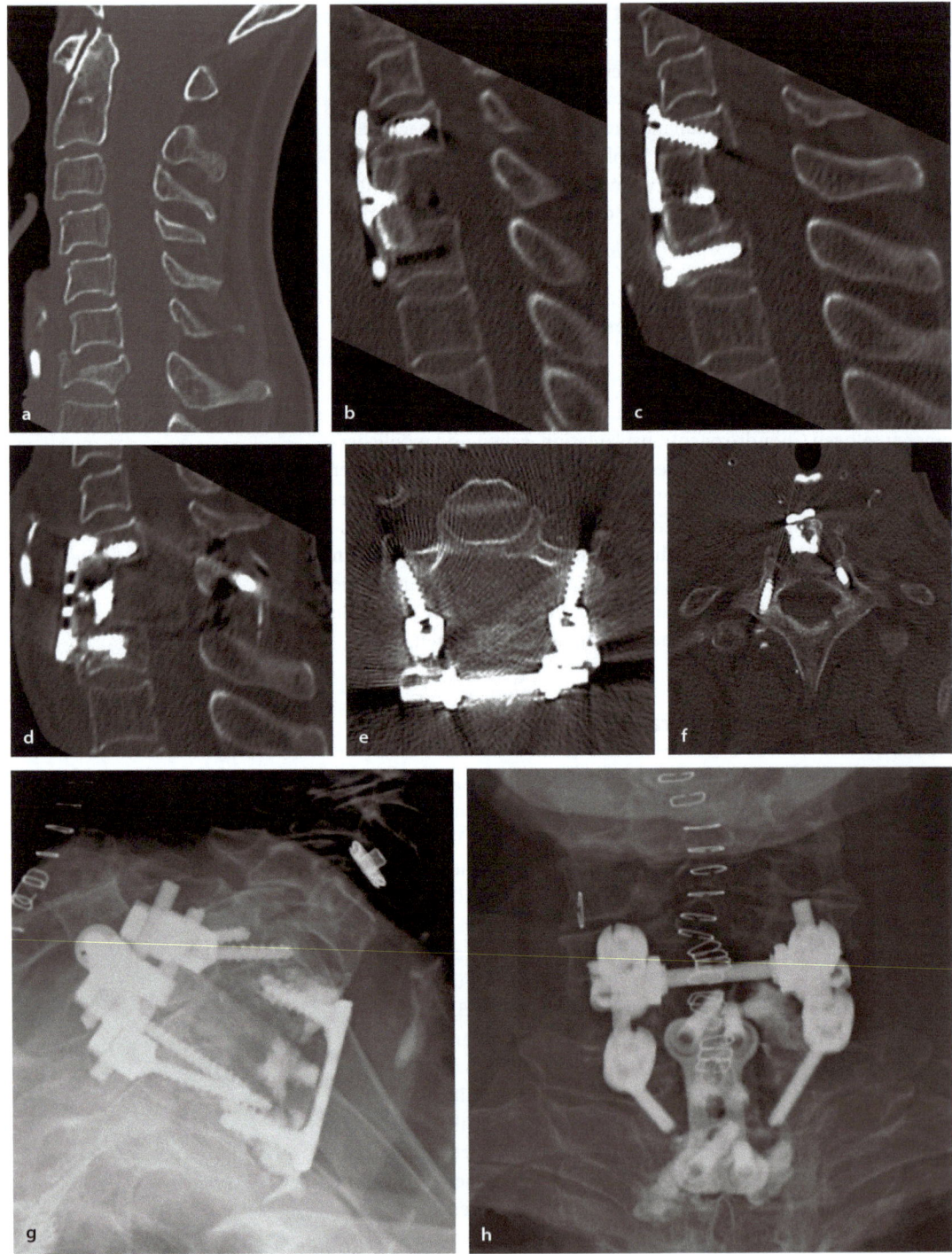

Abb. 11.1 Berstungsfraktur HWK7 nach Sturz bei 80-jähriger Patientin, sagittales CT (**a**). Sagittale CT-Kontrolluntersuchung am ersten postoperativen Tag mit regelrechter Lage des Osteosynthesematerials (**b**). Sekundärer Ausbruch der Schrauben in HWK6, sagittales CT (**c**). Status nach Revisionsoperation mit kürzerer ventraler Platte und PMMA-Augmentation der Schrauben in HWK6 und BWK1 sowie dorsaler Instrumentierung HWK6 auf BWK1, sagittales (**d**) und axiales (**e,f**) CT. Gute Sichtbarkeit des PMMA in seitlicher (**g**) und a.-p. (**h**) Röntgenaufnahme

Ausbrüche von ventralen Plattenosteosynthesen beobachtet wurden (König 2014).

Der Einsatz von PMMA zur Verbundosteosynthese ist auch mit Nachteilen verbunden, wie exothermer Aushärtungsvorgang und Freisetzung von toxischen Restmonomeren. Daher wird der Einsatz von alternativen Materialen erforscht (Hollstein 2003). Bisher konnten allerdings keine nennenswerten Alternativen zu PMMA etabliert werden.

Literatur

Hollstein EP (2003) Knöcherne Integration und Biokompatibilität eines neuen resorbierbaren Polymers zur Schraubenaugmentation im osteoporotischen Knochen. Dissertation, LMU München: Tierärztliche Fakultät

Jo JY, Kang SH, Park SW (2012) Modified polymethylmethacrylate cervical plate and screw augmentation technique for intraoperative screw loosening. J Spinal Disord Tech 25(4):235–239

Kohlhof H, Seidel U, Hoppe S et al. (2013) Cement-augmented anterior screw fixation of type II odontoid fractures in elderly patients with osteoporosis. Spine J 13(12):1858–1863

König SA, Spetzger U (2014) Distractable titanium cages versus PEEK cages versus iliac crest bone grafts for the replacement of cervical vertebrae. Minim Invasive Ther Allied Technol 23(2):102–105

Richards O, Choi D, Timothy J (2012) Cervical arthroplasty: The beginning, the middle, the end? Br J Neurosurg 26(1):2–6

Spetzger U, Schilling AV, Winkler G, Wahrburg J, König A (2013) The past, present and future of minimally invasive spine surgery: A review and speculative outlook. Minim Invasive Ther Allied Technol 22(4):227–241

Waschke A, Walter J, Duenisch P et al. (2013) Anterior cervical intercorporal fusion in patients with osteoporotic or tumorous fractures using a cement augmented cervical plate system: first results of a prospective single-center study. J Spinal Disord Tech 26(3):E112–117

Stichwortverzeichnis

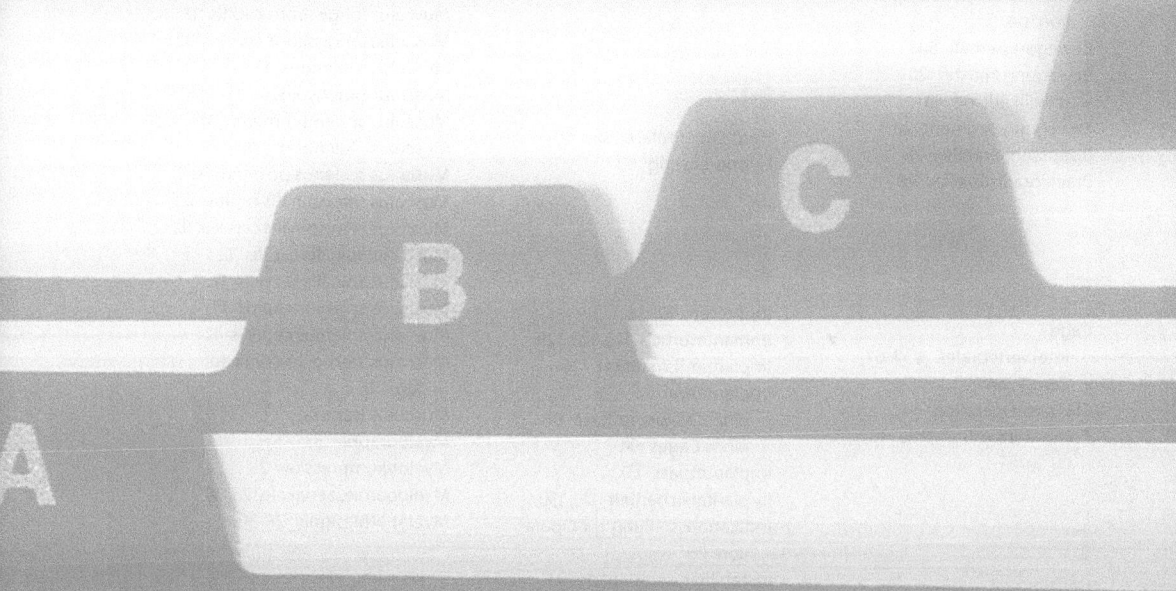

Stichwortverzeichnis

A
Achillessehnenreflex 28
Analgetika
– Stufenschema der WHO 41
– zentral wirksame 41
Anschlussdegeneration 48
Articulationes zygapophyseales 9
Aufklärung zur OP 119
Aufspreizschrauben 74
Augmentation von Schrauben 137

B
Babinski-Reflex 28
Balance, sagittale 48
Bandapparat der Halswirbel 22
Bandscheibe ▶ s. Diskus 4
Bauchhautreflex 28
Beckenkammspan 3
– Morbidität 121
Beckenkammspaninterposition 64
Bewegungserhalt 54
Bewegungsmuster 20
– unwillkürliche 43
Bewegungssegment 20
Bizepssehnenreflex 28
Brachioradialisreflex 28

C
Cage
– intervertebraler 3, 59, 67
– Zero P 64
Cloward-Operation 64
Computertomographie 30

D
Defizite
– motorische 27
– sensible 27
Dekompression
– anteriore 48, 93, 100
– posteriore 49
Dekompression der Nervenwurzel 3
Diabetes mellitus 51
Diclofenac 40
Diskektomie 89
Diskus, mittlere Höhe 8
Diskusprolaps 3

Diskusprothese 4, 54, 65, 137
Dysphagie 33

E
Elektromyogramm (EMG) 38
Elektromyostimulation 45

F
Facettengelenke 22
– Überdistraktion 57
Facettengelenksarthrosen 36, 42, 44, 51
Facettengelenksblockade 33
Foraminotomie 108
Freiheitsgrade 58
Funktionen der Wirbelsäule 20
Fusion
– dorsale 49, 121

H
Hard-Disc-Prolaps 30
Hybrid-Lösung 60

I
Ibuprofen 40
Implantatbruch 126, 128, 129
Implantatdislokation 126
Implantation
– einer Diskusprothese 96
– eines Cages 94
Implantatpass 131
Implantatsicherheit 125, 130
Indikationsstellung zur Operation 26
Instabilität, segmentale 23

K
Kälteanwendung 44
Kennmuskel 27
Komplikationen
– vaskuläre 131
Komplikationsmanagement 125
Komplikationsraten 121
Kontrastmittelapplikation
– epidurale 94

Korpektomie 98
Kyphose 50

L
Laminektomie 49, 104, 107
Laminoplastie 106
Landmarken
– ventraler Zugang 86
Ligamentum longitudinale posterius 30
Liquorrhoe 131

M
Magnetresonanztomographie 29
Massage 43
Massa-lateralis-Schrauben 121
Metallartefakte 33
Methode der finiten Elemente 23
Musculus longissimus capitis 12
Musculus longissimus cervicis 12
Musculus multifidus 12
Musculus omohyoideus 11
Musculus scalenus anterior 11
Musculus scalenus medius 11
Musculus scalenus posterior 11
Musculus semispinalis capitis 12
Musculus semispinalis cervicis 12
Musculus spinalis capitis 12
Musculus spinalis cervicis 12
Musculus splenius capitis 12
Musculus splenius cervicis 12
Musculus sternocleidomastoideus 11
Musculus trapezius 12
Myelographie 33
Myelonkompression 28
Myelopathie, zervikale 28, 38
Myelopathiesignal 28, 30

N
Nervenstimulation
– transcutane elektrische 44
Nervenwurzelblockade 33
Nervenwurzelkompression 3
Niereninsuffizienz 51
NSAR (Nichtsteroidale Antirheumatika) 40

Stichwortverzeichnis

O

Open-Door-Laminoplastie 49, 80
Operativer Zugangsweg
- dorsaler 104
- kombinierter 111
- ventraler 86

Ossifikation
- heterotope 126, 128
- hinteres Längsband (OPLL) 122

Osteochondrose 55
Osteophyten 32
Osteoporose 137

P

Pallhypästhesie 27
Parese 27
Patellarsehnenreflex 28
Peloid 44
Physiotherapie 42
Plattenosteosynthese
- ventrale 3, 64, 72, 98

Platysma 10
Polyetheretherketon (PEEK) 4
Polymethylmethacrylat (PMMA) 3, 61
- Interposition 61

Processus uncinatus 8
Produkthaft 131
Prognose, postoperative 120, 121
Prothese Cadisc C 48, 49, 58
Pseudarthrose 63
Psychotherapie 45
Pyramidenbahnzeichen 28

R

radikuläre vegetative Störungen 27
Radikulopathie 29
Radix s. Nervenwurzel 3
Re-Operationsrate 121
Röntgenfunktionsaufnahmen 32

S

Schädigung, axonale 38
Schmerzsyndrom, radikuläres 27
Schrauben
- polyaxiale 77
- winkelstabile 74
- winkelvariable 74

Schraubenlockerung 121
Sensibilitätsstörungen 27
Soft-Disc-Prolaps 29
Spinalkanalstenose 30
- multisegmentale 48

Spondylodese
- dorsale 77, 78, 104
- ventrale 76

Spondylose 3
Spondylosis hyperostotica Forestier-Ott 31
Stenose, foraminale 34
Strahlenexposition 35
Syndrom, zervikozephales 28

T

Therapie
- konservative 40
- periradikuläre 36

Titan 4
Tonuserhöhung 29
Tramadol 41
Triamcinolon 36
Trizepssehnenreflex 28

U

Unterberger-Tretversuch 28

V

Vojta-Therapie 42

W

Wärmeanwendung 43
Wirbelbögen 9
Wirbelkörperersatz 69
Wundinfektion 121

Z

Zervikobrachialgie 40
Zugang
- anteriorer 13, 48
- kombinierter 50
- posteriorer 15, 49

If you have any concerns about our products,
you can contact us on
ProductSafety@springernature.com

In case Publisher is established outside the EU,
the EU authorized representative is:
**Springer Nature Customer Service Center GmbH
Europaplatz 3, 69115 Heidelberg, Germany**

Printed by Libri Plureos GmbH
in Hamburg, Germany